博济方

宋·王　衮◎著

丁　侃◎校注

《中医非物质文化遗产临床经典读本》

第二辑

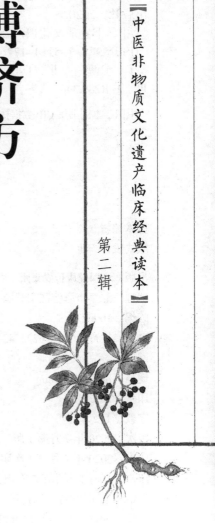

中国健康传媒集团
中国医药科技出版社

图书在版编目（CIP）数据

博济方 / （宋）王衮著；丁侃校注 . — 北京：中国医药科技
出版社，2020.7

（中医非物质文化遗产临床经典读本 . 第二辑）

ISBN 978-7-5214-1726-5

Ⅰ . ①博… Ⅱ . ①王… ②丁… Ⅲ . ①方书－中国－宋代
Ⅳ . ① R289.344

中国版本图书馆 CIP 数据核字（2020）第 059746 号

美术编辑 陈君杞
版式设计 也 在

出版 **中国健康传媒集团** | 中国医药科技出版社
地址 北京市海淀区文慧园北路甲 22 号
邮编 100082
电话 发行：010 – 62227427 邮购：010 – 62236938
网址 www.cmstp.com
规格 880×1230mm ¹⁄₃₂
印张 5 ¹⁄₈
字数 112 千字
版次 2020 年 7 月第 1 版
印次 2020 年 7 月第 1 次印刷
印刷 三河市万龙印装有限公司
经销 全国各地新华书店
书号 ISBN 978-7-5214-1726-5
定价 **25.00 元**

获取新书信息、投稿、
为图书纠错，请扫码
联系我们。

《博济方》，又作《王氏博济方》，医方著作。共五卷。宋·王衮编撰。

该书现存共分五卷。卷一分伤寒、风证、痨证、血证、盗汗五类，卷二分上焦证、中焦证、下焦证、三焦总治、五脏证治、诸气、诸积、膈噎八类，卷三分目疾、耳病、齿须发、眩晕、嗽喘、痰饮、霍乱、翻胃、瘕癖、水气、脚气、小便证、大便证、中毒十四类，卷四为胎产、经气杂证、惊痫、疳积、杂病五类，卷五为疮科、伤折、丹药、修制药法四类。共三十六类，载方三百五十余首。每类之后，首列方名，附带说明病象，病原和处治，然后开列药名、分量和服法。

内
容
提
要

《中医非物质文化遗产临床经典读本》

编委会

出版者的话

　　中国从有文献可考的夏、商、周三代，就进入了文明的时代。中国人认为自己是炎黄的子孙，若以此推算，中国的文明史可以追溯到五千年前。中华民族崇尚自然，形成了"天人合一"的信仰，中医学就是在这种信仰的基础上产生的一种传统医学。

　　中医的起源可以追溯到炎帝、黄帝时期，根据考古、文献记载和传说，炎帝神农氏发明了用药物治病，黄帝轩辕氏创造脏腑经脉知识，炎帝和黄帝不仅是中华民族的始祖，也是中医的缔造者。

　　大约在公元前 1600 年，商代的伊尹发明了用"汤液"治病，即根据不同的证候把药物组合在一起治疗疾病，后世称这种"汤液"为"方剂"，这种治病方法一直延续到现在。由此可见，中华民族早在 3700 多年前就发明了把各种药物组合为"方剂"治疗疾病，实在令人惊叹！商代的彭祖用养生的方法防治疾病，中国人重视养生的传统至今深入民心。根据西汉司马迁《史记》的记载，春秋战国时期的扁鹊秦越人善于诊脉和针灸，西汉仓公淳于意善于辨证施治。这些世代传承积累的医药知识，到了西汉时期已蔚为大观。汉文帝下诏命刘向等一批学者整理全国的图书，整理后的图书分为六大类，即六艺、诸子、诗赋、兵书、术数、方技，方技即医学。刘向等校书，前后历时 27 年，是对中国历史文献最

1

为壮观的结集、整理、研究，真正起到了上对古人、下对子孙后代的承前启后的作用。后之学者，欲考中国学术的源流，可以此为纲鉴。

这些记载各种医学知识的医籍，传之后世，被尊为经典。医经中的《黄帝内经》，记述了生命、疾病、诊疗、药物、针灸、养生的原理，是中医学理论体系形成的标志。这部著作流传了2000多年，到现在，仍被视为学习中医的必读之书，且早在公元7世纪，就传播到了周边一些国家和地区，近代以来，更是被翻译成多种语言，在世界许多国家广泛传播。

经方医籍中记载了大量以方治病和药物的知识，其中有《汤液经法》一书，相传是伊尹所作。东汉时期，人们把用药的知识编纂为一部著作，称《神农本草经》，其中记载了365种药物的药性、产地、采收、加工和主治等，是现代中药学的起源。中国历代政府重视对药物进行整理规范，著名的如唐代的《新修本草》、宋代的《证类本草》。到了明代，著名医学家李时珍历经30余年研究，编撰了《本草纲目》一书，在世界各国产生了广泛影响。

东汉时期的张仲景，对医经、经方进行总结，创造了"六经辨证"的理论方法，编撰了《伤寒杂病论》，成为中医临床学的奠基人，至今仍是指导中医临床的重要文献。这部著作早在公元700年左右就传到日本等国家和地区，一直受到重视。

西晋时期，皇甫谧将《素问》《针经》和《黄帝明堂经》进行整理，编纂了《针灸甲乙经》，系统地记录了针灸的理论与实践，成为学习针灸的经典必读之书，一直传承到现在。这部著作也被翻译成多种语言，在世界各地广泛传播。

中医学在数千年的发展历程中，创造积累了丰富的医学理论与实践经验，仅就文献而言，保存下来的中医古籍就有1万余种。中医学独特的思想与实践，在人类社会关注健康、重视保护文化多样性和非物质文化遗产的背景下，显现出更加旺盛的生命力。

中医药学与中华民族所有的知识一样，是"究天人之际"的学问，所以，中国的学者们信守着"究天人之际，通古今之变，成一家之言"的至理。《素问·著至教论》记载黄帝与雷公讨论医道说："而道，上知天文，下知地理，中知人事，可以长久。以教众庶，亦不疑殆。医道论篇，可传后世，可以为宝。"这段话道出了中医学的本质。中医是医道，医道是文化、是智慧，《黄帝内经》中记载的都是医道。医道是究天人之际的学问，天不变，道亦不变，故可以长久，可以传之后世，可以为万世之宝。

医道可以长久，在医道指导下的医疗实践，也可以长久。故《黄帝内经》中的诊法、刺法至今可以用，《伤寒论》《金匮要略》《备急千金要方》《外台秘要》的医方今天亦可以用，《神农本草经》《证类本草》《本草纲目》的药今天仍可以用。

或许要问，时间太久了，没有发展吗？不需要创新吗？其实，求新是中华民族一贯的追求。如《礼记·大学》说："苟日新，日日新，又日新。"清人钱大昕有一部书叫《十驾斋养新录》，他以咏芭蕉的诗句解释"养新"之义说："芭蕉心尽展新枝，新卷新心暗已随，愿学新心养新德，长随新叶起新知。"原来新知是"养"出来的。

中华民族"和实生物，同则不继"的思想智慧，与当今国际社会提出的保护和促进文化多样性、保护人类的非物质文化遗产的需求相呼应。世界卫生组织 2000 年发布的《传统医学研究和评价方法指导总则》中，将"传统医学"定义为"在维护健康以及预防、诊断、改善或治疗身心疾病方面使用的各种以不同文化所特有的理论、信仰和经验为基础的知识、技能和实践的总和"，点明了文化是传统医学的根基。习近平总书记深刻指出："中医药学是中国古代科学的瑰宝，也是打开中华文明宝库的钥匙。"这套丛书的整理出版，也是为了打磨好中医药学这把钥匙，以期打开中华文明这个宝库。

希望这套书的再版，能够带您回归经典，重温中医智慧，获得启示，增添助力！

中国医药科技出版社

2019 年 6 月

校注说明

《博济方》五卷，宋·王衮撰，初刊于宋庆历七年（1047）。

王衮，北宋庆历、元丰间（1041~1085）太原人，曾为钱塘酒官和大理寺少卿。因父疾误于庸医之手，母又多病，因此潜心医学，留意方书，积累二十年，搜集医方七千余首。

王氏有感于"今之人有得一妙方，获一奇术，乃缄而秘之，惕惕然惟恐人之知也"，由此在其所集医方中，精选五百余首，辑成此书，以求"传诸好事，斯亦博济之一端也"，取"博济"之意，为其书命名。

本书初刊于宋庆历七年（1047），此后多家书目皆有著录。《宋史·艺文志》《直斋书录解题》俱作三卷，《郡斋读书志》作五卷，稍有不同。因刊行后毁于兵火，久已失传。清乾隆年间撰修《四库全书》时，从《永乐大典》中，辑出三百五十余方，重新厘定为现存《博济方》五卷，使原书十分之七因此得以还原流传。

该书现存共分五卷。卷一分伤寒、风证、痨证、血证、盗汗五类，卷二分上焦证、中焦证、下焦证、三焦总治、五脏证治、诸气、诸积、膈噎八类，卷三分目疾、耳病、齿须发、眩晕、嗽喘、痰饮、霍乱、翻胃、癥癖、水气、脚气、小便证、大便证、中毒十四类，卷四为胎产、经气杂证、惊痫、疳积、杂病五类，卷五为疮科、伤折、丹药、修制药法四类。共三十六类，载方三百五十余首。每类之后，首列方名，附带说明病象，病原和处治，然后开列药名、分量和服法。

此次点校出版，以中国中医科学院图书馆馆藏的清道光钱熙祚守山阁刻本（《珠丛别录》丛书本）作为底本，以文渊阁《四库全书》本（以下简称"四库本"）作为主校本，以《墨海金壶》丛书本（以下简称"墨海金壶本"）作为参校本。此外还参考了商务印书馆排印本（1959），王振国等上海科学技术出版社点校本（2003年）的部分校注成果。

本次点校在保存底本原貌的前提下，突出实用性，旨在帮助读者理解，简明易读。因此点校工作中遵循以下规则。

1. 底本错讹脱衍，需辨明者，据校本改正或增删，并出校记说明，可改可不改者，一般不改，以底本为准。

2. 底本与校本文虽相同，但显系有误者，据医理、文理改正，出校说明之。

3. 底本中确系明显的错字、讹字、俗字、别字以及比划小误者，均予以迳改，不出校记。

4. 底本中的异体字、通假字、古今字一律迳改，不出注文。

5. 本书原为繁体竖排版，本次出版将繁体字一律改为规范的简体字，同时将竖排版改为横排版。因此凡指方位的"右""左"，均相应地迳改为"上""下"。

6. 全书添加现行的标点符号，以利阅读。

7. 由于年深代远，历经辗转传抄，原著中少数文句难以读通，又限于条件无法予以校正，姑存其旧，以待考证。

限于我们的水平，点校中难免存在不少缺点和错误，敬请同道指正！

校注者 丁侃
2020年1月

自　序

　　天地之间，运行而生成者，非五行乎？人禀五行之秀而生，故具之于形，禀之于气也。其在天，则四时六气运乎外，一失其道，则为灾为沴焉；其在人，则五味七情攻乎内，一失其理，则为疾为疹焉。时候乖，有德者和之；疾疹生，善医者治之。盖医之兴，其来浸久，轩后著之于书，《周礼》明列其职，皆所以重人命也。然人之疾状多端，医道又不可一涂取也。方书药录，其数实繁，故自姬汉而下，沿及于今，虽巨贤博识，编联周施者甚众，然不能盛行于世，何也？亦非采择不精，治疗无准。盖明其术者，即深秘其隐要，昧于道者，乃不详其证候，迫乎临用，有误十全。衮向侍家君之任滑台，道次得疾，遇医之庸者，不究其脉理，妄投汤剂，而疾竟不瘳。复又母氏多病，积有年所。衮遂因公暇，潜心医术，博采禁方，逾二十载矣，所得方论，凡七千余道，皆传之于家牒，得之于亲旧，故非耳剽口授，率经效用。因于其中择其尤精要者，理疗可凭，方书必验，得五百余首，仍于逐篇之前，或言其疾状，或纪其脉息，或序其形证，或论其得病之由，庶使昧于医者，可审读而修制之；工于医者，可消息而变用之。噫！今之人有得一妙方，获一奇术，乃缄而秘之，惕惕然惟恐人之知也。是欲独善其身，而非仁人泛爱之心也。衮尝

1

念人之有疾苦，若己父母有之，汲汲然欲其瘥也。故竭精研虑，编次成集，传诸好事，斯亦博济之一端也，故目之曰《王氏博济方》。

王衮 序

原　序

　　大钧播物，融结而为万类，其最灵最贵者惟人。人之所禀，贤不肖虽异，然莫不自重其性命，所不免者，疾苦也。古之君子居位行道，曷尝不以周人之急，除民之瘼为心哉？人而无食乎，可赈而饱之也；人而无衣乎，可解而温之也。至于一脉内溃，五管生衅，愊愊瞀乱，号呼楚毒，馨欬间有不可生之意。当是时，非妙诊灵剂，可以起废保命，则虽有金玉牣其室，骨肉环其前，割前忍爱，痛心疾首，又何补救哉？予历宦不啻数十载，或遘奇杰，或韬巾衍，所得方录，较然神异者，用以济人，至今未尝少懈。居常患不能家至户晓，使天下之人皆获其利。以是汲汲然有不足者，今春钱塘酒官王君惠然见过，出方书三编示予，且曰：衮平素喜医诊，所撷精要方若干首，不敢自爱，欲刊摹以周四方，冀人人得遂其生。予乐听所云，顿起夙昔之愿，称叹者久之。雅闻其人好奇博涉之士也，因自录素所奇异方有验于人者，得三十余通，请附于类例之内，以助成一家。噫！救灾恤患，《阳秋》之大谊也。博施济众，仁者之首善也。惟冀一丸一剂，有瘳有喜，使幅员之众无札瘥，无疵疠。胥跻寿命，是所愿也。予既嘉其惠心，赞厥美事，辄举崖略，庸纪于末。

郎　简　序

钦定四库全书提要

　　《博济方》五卷，宋·王衮撰。衮，太原人。其仕履未详，惟郎简原序称其尝为钱塘酒官而已。此书诸家书目皆著于录，惟《宋史·艺文志》、陈振孙《书录解题》俱作三卷，晁公武《读书志》作五卷，稍有不同。盖三五字形相近，传写者有一讹也。公武又称，衮于庆历间，因官滑台暇日，出家藏七十余方，择其善者为此书。名医云其方用之无不效，如草还丹治大风，太乙丹治鬼胎，尤奇验。今案衮自序有云：向侍家君之任滑台，道次得疾，遇医之庸者，妄投汤剂，疾竟不瘳。据此则官滑台者乃衮之父，而公武即以为衮，殊为失考。衮又言：博采禁方，逾二十载，所得方论，凡七千余道，因于中择其尤精要者，得五百余首。而公武乃云家藏七十余方，则又传写之误也。原书久无传本，惟《永乐大典》内载有其文。衷辑编次，共得三百五十余方。视衮序所称五百首者，尚存十之七，谨分立三十五类，依次排比，从《读书志》之目，厘为五卷。其中方药，多他书所未备，今虽不尽可施用，而当时实著有奇效，足为医家触类旁通之助。惟颇好奇异，往往杂以方术家言，如论服杏仁，则云彭祖、夏姬、商山四皓，炼杏仁为丹，王子晋服四十年而腾空，丁令威服二十年而身飞。此类殊诞妄不足信，今故取服食诸法，编附卷末，以著其谬，俾读者知所持择焉。

目 录

卷五

卷 一

伤寒

人参煮散

治内伤寒冷，外伤寒气，呕吐烦热，头疼，身不疼，及气虚伤寒。

人参一两　白术三分　陈橘皮去白　干姜炮　杏仁去皮尖　甘草炙　枳壳各半两　芍药三分　蛮姜一分，《圣济总录》作高良姜

上九味同为末，每服二钱，生姜五片，枣二枚，水一盏，煎至七分，热服，再以稀粥助之，汗出瘥。

金沸草散

治伤寒壮热，风气壅盛，头目心胸不利，妇人血风朝发，丈夫风气上攻①，状如中脘有痰，令人壮热、头疼、项筋紧急，时发寒热，皆类伤风，有寒气则出汗，如风盛则解利。

荆芥穗四两　旋覆花三两　前胡三两　半夏一两，洗净，姜汁略浸　赤芍药一两　麻黄去节，三两　甘草炙，一两

上七味同为末，每服二钱，水一盏，入生姜、枣，同煎至

---

① 攻：原作"政"，据四库本改。

六分，热服。如汗出，并三服，陈自明《管见良方》，但头不疼，项不强为异耳。

石膏散

治伤寒，头疼不可忍者。

石膏一两　麻黄去根节，一两　何首乌五钱　干葛三分

上为末，每服二钱，姜一片，水一盏，同煎至八分，温服。

太一散

治伤寒头痛。

大附子炮，去皮脐，一两　甘草生，半两　石韦去毛，半两　石膏二两　滑石二两

上五味同为细末，每服二钱，葱白、薄荷、茶调下。

人参诃子散

治伤寒气不顺，食呕，胸膈不利，有时泄泻。

人参　干葛　厚朴去皮　地黄各二分　丁香一分　诃子七枚　豆蔻去皮，一个

上七味同为末，水一盏，末二钱，入生姜、枣同煎，热服。

沉香散

治伤寒呕，结痞，心胸真气虚弱，脉息沉细，正气补元夺命。

沉香　舶上茴香　青橘皮去皮　荜澄茄　胡椒　川楝子　陈橘皮去白，各一两

上七味同生杵为末，如患者但得心头有气未断①，亦服之，每服二钱，葱白三茎，各长一寸，擘破入酒，并童子小便各半盏，煎至六分，放温和滓服。患重者，不过三两服，气正

---

① 断：原脱，据四库本补入。

脉生。

柴胡散

治伤寒日数过多，心中气闷，或发疼痛，狂言不定，烦躁不得睡，大小便不通。

柴胡_{去苗，一两}　大黄_{一两}　朴硝_{一两}　甘草_{半两}　枳壳_{去瓤，}一两

上五味为末，每服三大钱，水三盏煎至六分，温服。一日只二服，不可多服，候大小便通，即自然汗出。或当此候，吃下毒气药通利，即不用服柴胡散，或狂言须服，大有奇效。

陷胸散

治心胸闷结，喘不定，服之自汗出。

大黄_{一两半}　甘草_{半两}　枳壳_{去瓤，半两}

上三味为末，每服三钱，水七分盏，煎二三沸，温，和滓服，汗出为度，六日内多使此散，如无证不用。

豆蔻散

治两感伤寒、结胸，壮热恶寒，饮食不下，大小肠秘塞，阴毒昏沉，脐下水结撮痛，四肢逆冷，心躁，不省人事，食症结聚，心下逆满，坐卧不省①。

肉豆蔻_{二枚}　麻黄_{一分，去根}　木香_{一分}　蜘蛛_{糯米炒令黄，去米，}五个　吴茱萸_{一铢}　白术_{一分}　干姜_{炮，二铢}　大黄_{湿纸裹，煨，八铢}诃黎勒_{炮，二枚}　茯苓_{去皮，八铢}　甘草_{炙，一分}　附子_{炮，去皮，八铢}青橘皮_{二七片}　桂心_{三铢}　槟榔_{二枚}　当归_{一分}

上一十六味同为细末，每服三钱，枣三枚，水一盏煎至七分，食后热服，盖覆。若胸腹内痛，空心服必效，如稍溏利，

① 省：墨海金壶本同，四库本作"得"。

无妨。

金针丸

治伤寒结胸气逆，并手足冷，吐呕不定。

阳起石　不灰木　阿魏各半两　巴豆去皮心，不去油，二十五粒杏仁去皮尖，二十五枚

上五味同为细末，用软粟米饭为丸如弹子大。每服取一丸，穿一眼子，于灯上烧烟绝，为末，以生姜米饮调服之，以利为效。

仙茅丸

治伤寒结胸，及恶候者，大效。

仙茅一分　贯众半两　黑附子去皮，半两　荜茇一分　干姜半两甘草少许　巴豆去皮心，半两

上七味同为细末，面糊为丸如梧桐子大。下结胸，生姜枣汤下一丸，五七日患者更打破一丸，同前汤下；如常伤寒，只用冷浆水下；如转后，须用顺气微卫^①表药服之，汗出瘥。

人参散

治伤寒，和气温中，安神魂五日内服。

人参　茯苓去皮　白术米泔浸一宿　陈橘皮去瓤^②，各一两

上四味杵为末，每服二钱，水一钟，生姜二片，煎至六分，温服之，每日三服。

顺气散

治伤寒脾胃气不和，汗前汗后，呕逆腹胀，虚气攻刺，心胁疼痛，及治咳嗽。见罗适《伤寒救俗方》。

---

① 卫：原脱，据墨海金壶本补入。

② 去瓤：原脱，据四库本补入。

中医非物质文化遗产临床经典读本

厚朴去粗皮，姜汁浸，炒黄　茴香炒　陈皮浸，去瓤，焙　苍术米泔浸一宿，炒　枳壳汤浸，去瓤，麸炒黄　川芎炒　桔梗　杏仁去皮尖，炒　白芷炒　甘草炙　麻黄去节

上各等份为末，杏仁别研，一处和匀，每服二钱，葱白三寸，姜二片，枣一枚，同煎至七分，热服。此药调理伤寒汗后气虚，甚有奇效。凡病人若手足指节逆冷，呕恶，有阴毒伤寒之证，急并三五服，自然回阳，顺气，汗出。如服了觉身热，汗久未行，却并服金沸散表之。年老伤寒，不问阴阳二毒，并先服顺气散，三两服后，方服金沸散表汗。少壮者若是阳毒，并先表汗，后用此药调气，若被风雨逼湿，并宜服之。

返阴丹

治伤寒厥逆。

太阴元精石一两　硫黄一两　硝石各为末，一两　腻粉半两

上四味，依次第布在干熨斗内，用纸盖覆，慢火煨久，候药上有黄芽生起便止，倾乳钵内闭气，细研五七百下，用蒸饼为丸如皂子大。若伤寒脉候微细，四肢冷逆者，及曾经转泻者，煎艾汤约一盏，先热吃艾汤一半，细嚼一丸，以汤下之，须臾汗出便瘥，重者二丸必愈，神妙。

正元散

解伤寒。《圣济总录》云：治伤寒阴证，脉候沉细。

麻黄去节　陈皮去白，炙　大黄生　甘草炙　干姜炮　茱萸　官桂去粗皮　芍药生　附子炮，去皮脐　半夏汤洗七遍

上十味，唯麻黄多于众药一倍，余药减用一半，同捣为末，每服一大钱，水一盏，入生姜三片，枣一枚，煎至七分，热服。如出汗，须候汗干可去盖覆。凡才觉伤寒，四肢头目骨节疼痛，便服此药，如人行五里许再服，或连吃三服，立见汗出，便瘥。

若患阴毒伤寒，更入退阴散半钱同煎，或伤冷伤食，头昏气满，及心腹诸疾，服之无有不见效者。

退阴散 [①]

川乌头炮　干姜各半两

上二味同为粗散，炒令转色，放冷，再捣细末，每服一钱，水一盏，盐一捻，煎半盏，去滓温服。此药大治阴毒伤寒，手足逆冷，脉息沉细，头痛腰重，连吃三服。若小小伤冷，每服一匙，入正元散，盐一捻。若阴毒伤寒咳逆，煎一服，细细热呷，立止。

夺命丹

治阴阳二毒冲心。

朱砂二两　金箔八十片　腻粉半两　黄蜡三两　巴豆八十个纸裹，出油

上五味同为末，炼蜡和丸如鸡豆大，每服以腻粉一钱，米饮一盏调下。如人行一里，药性动下恶物，如药在其中，取出掘一地坑埋，三伏时取出，除却上面黑物，以麝香裹养之，如更用时，擘为两处，重为丸。一粒可疗五七人，神圣之功，卒难序述。

风证

烧肝散

治三十六种风，二十四般冷，五劳七伤，一切痢疾，脾胃久虚，不思饮食，四肢无力，起止甚难，小便赤涩，累年口疮，

---

① 退阴散：墨海金壶本同，四库本作"退阴汤"。

久医不瘥，俱依此法服之，必愈。

茵陈 犀角 石斛 柴胡_{去苗} 白术 芍药_{各半两} 干姜 防风 紫参 白芜荑 桔梗 人参 胡椒 吴茱萸 官桂_{去皮}，各一两

上一十五味同为末，以羊肝一具，如无即獭猪肝代之，分作三分，净洗去血脉脂膜细切，用末五钱，葱白一茎，细切相和，以湿纸三五重裹之后，掘地坑，内以火烧令香熟，每日空心生姜汤下大段，冷劳不过三服见效。

骨碎补丸

治风虚攻痓，遍身筋骨疼痛，坐卧不能，饮食减少，行步无力，元气耗损。

威灵仙 草乌头_{各半两} 白附子 荆芥_{各一两} 自然铜_{醋淬，半两} 半夏_{汤洗七遍，半两} 苁蓉_{酒浸，切，一两} 没药_{一分} 骨碎补_{去毛，半两} 牛膝_{一两} 地龙_{去土，一分} 缩砂_{去皮，半两}①

上一十二味同捣为末，酒煮，糊为丸如梧桐子大，每服五七丸，临卧空心，茶酒任下，服至十日，觉皮肤间，微微行之，是药效，妇人以醋汤或当归酒下。

马兰花煎丸

治元脏虚风壅热，上攻下痓，脚气等。

马兰花_{一两} 大附子_{泡去皮脐，切同马兰花，以水一升半煮，水干，焙，一两} 芫花_{一两} 巴豆②_{春夏二十二粒，秋冬三十八粒，擘破，和壳，同芫花，用醋一升半，煮醋干，焙} 白附子_{一两} 陈橘皮_{去瓤，一两} 羌活_{一两} 破故纸_{一两} 牵牛子_{半两} 槟榔_{半两}

---

① 以下"上一十二味同捣为末"至牛膝煎丸"木瓜"，中国中医科学院图书馆藏本缺损，据四库本补入。

② 巴豆：墨海金壶本同，四库本作"大附子"。

上十味为末，醋面糊为丸如桐子大，食前服，或卧时空心加减，自五丸加服，丈夫艾盐汤下，妇人橘皮汤下。

草还丹

治风顺气，调利三焦，明耳目，益真元，壮筋骨，驻颜容，保生延寿。

仙茅　川羌活　紫花白术　防风_{去头}　金毛狗脊_{去毛}　茯苓_{去皮，以上各一两}　九节石菖蒲　干姜　白牵牛_{各一两半}　威灵仙_{二钱}　何首乌　苍术_{各一两}

上十二味，各要新好者，洗择净焙干，并生用，细杵为末，以白生砂蜜和为剂，再入白，杵三千下，炼熟，丸如桐子大。每服十五丸，至二十丸，冷水下，不嚼，妇人月候不通，红花酒下，半月见效。

牛膝煎丸

大治下元气虚，冷气流注，脚膝无力，行步不能，状似软风，补益真阳。

川乌头_{逐日三度换水，浸令透软，去皮脐，细切，用好酒三升，渐渐下熬成膏，更细研，五两}　木瓜①_{下面剜去取瓤核，将好艾先熟杵为末，入在木瓜内填实，蒸熟细研如泥止，三个}　海桐皮　牛膝_{去芦}　羌活_{去芦}　巴戟　苁蓉_{各一两半}　青盐_{细研}　青橘皮_{去白}　舶上茴香　金毛狗脊_{去毛}　草薢_{各二两}

上一十味焙干杵罗为末，以前二味膏搅和令匀，相度莫令硬，丸如桐子大，每日空心温酒或盐汤下三十丸，勿嚼。

牛膝海桐皮煎丸

治肾脏风并肾俞气，有时上攻耳目头而背膊，及流注手臂

---

①　以上从骨碎补丸"上一十二味同捣为末"至此，中国中医科学院图书馆藏本缺损，据四库本补入。

腰脚，筋络顽麻疼痛，或时无力，耳作蝉鸣以至重听。大壮筋骨，补元气。

牛膝半斤　海桐皮二味细锉杵为末，用好酒五升，于银石器内熬成膏，半斤　附子炮，去皮脐，二两　赤箭一两　川乌头炮，去皮脐，二两　川苦楝二两　五加皮一两　虎脑骨涂酥，炙令黄色，四两　大黄二两半桃仁去皮尖，以麸炒黄色，二两　赤芍药一两　肉桂去皮，一两　当归一两麻黄去根节，一两　地龙去土微炒，一两　川芎二两　木香　独活　没药研　乳香研　防风去芦　骨碎补　麒麟竭　舶上茴香　沉香干蝎　天南星生用，各一两　硇砂研，飞过，半两　麝香研，半两

上二十九味修事净同为末，再研令匀细，后入前膏内和匀，再杵三二千下，丸如梧桐子大，每日空心，温酒或盐汤下十丸，忌生冷油腻毒物等。

天雄沉香煎丸

治下元积冷，伤惫，阳事不能，筋骨无力，或成下坠，及小肠气痛，并肾脏风毒攻痓，脾胃不和，腰脚沉重。

天雄生用，锉碎，四两　防风生用，二两　紧小黑豆净拭，生用，二两汉椒四两　草乌头生用，四两　附子生用，四两　牛膝二两　沉香天麻各二两，生用。以上九味，以无灰酒一斗，于银锅内慢火煨，不得令大沸，酒尽为度，焙令干　丁香　木香　羌活　干姜各一两　官桂去皮，三两肉苁蓉酒浸，去土，炙熟，三两　紫巴戟去心，二两

上一十六味同杵为末，炼蜜丸如桐子大。每日空心温酒下二十丸，加至三十丸。此药兼明耳目，雄气海，驻颜色。

金粉丸

治风，冷气流疰，脚膝①疼痛，行步艰难，久患不瘥。

---

① 膝：原作"脚"，据文义改。

川乌头每个擘开作两片，一两　牛膝去苗，酒浸，细切之，一两　何首乌擘破，一两

上三味，用大豆一斗，淘拣净，先入一半在甑内，次下此三味在内，更用余大豆盖之，蒸可半日许，取出药，于筛子内阴干，为末。别入地黄、金粉各一两，拌和匀，以酒煮面糊为丸如梧桐子大，空心木瓜酒下二十丸至三十丸。

紫金丹

治肾脏风，上攻下疰，虚肿疼痛，补暖丹田，大进饮食，及疗妇人血风，血气流注，筋骨疼痛，或发寒热，口苦舌干，四肢烦倦，血海久虚，兼化痰涎。

黑附子炮，去皮脐，半两　丁香半两　硇砂半两　缩砂去皮，半两　当归半两　天南星炮，半两　半夏半两　肉豆蔻五个　自然铜火煅，于醋内淬七遍，一两　木香半两　防葵半两　青葙子半两　朱砂半两　水银一分

上一十四味，先将水银、朱砂、硇砂三味同细研，余即一处为细末，和匀，以醋面糊为丸如梧桐子大，薄荷茶下十丸，或薄荷酒下，亦可日二服。

劳证

夫劳者，牢固也，劳伤也。经曰：五劳六极七伤，皆因荣卫不调，血气虚损，或房，或酒，或大病愈后有失调理，因变证候，其状极多不能备举，大抵春夏剧秋冬瘥。

鹿茸丸

治虚劳伤惫，腰脚疼痛少力，精神不爽，饮食减退，驻颜益气。

附子炮，去皮脐，一两　鹿茸去毛，涂酥，炙微黄，二两　桃仁汤浸，去皮尖、双仁，麸炒微黄，一两　酸枣仁微炒，三分　苁蓉酒浸一宿，去皮，炙干，一两　巴戟去心，一两　防风去芦，三分　白茯苓去皮，一两　白蒺藜去刺，微炒，三分　草薢锉，三分　桂心去皮，三分　石斛去根，锉，一两　补骨脂微炒，一两　当归一两　羌活三分　牛膝去苗，一两　木香三分

上一十七味同为细末，炼蜜为丸如梧桐子大，每日空心及晚食前，以温酒下二十丸。

鳖甲散

治五心烦热，饮食减少，状似劳气。

鳖甲醋炙，一两半　常山生，一两　大黄炮，一两　甘草半生，半熟，三分　柴胡去芦，焙，一两　石膏一两

上六味杵为末，每服二钱，水一盏，小麦一把，煎至七分，去滓温服，却将二服滓再煎作一服，神效。

神效喝起散

治丈夫女人背胛劳倦，肢节酸疼，多困少力，饮食无味，面黄体瘦，或发寒热。

鳖甲洗净，醋炙令黄　柴胡去苗　秦艽　牡丹皮　附子炮，去皮脐，各等份

上五味同为末，每服三钱，用獖猪石子一个，去筋膜，以葱白一寸，椒末一钱，同研如糊，入碗与药相和，用童子小便一小盏，煎三五沸，入药末搅匀，盏盖子盖之，放温服。

人参半夏丸

治患劳气，心胸烦闷，痰涎壅塞，不思饮食，头目昏眩。

半夏汤洗二七遍，一两　大腹皮二枚　人参三分　枇杷叶去毛炙，三分　鳖甲醋炙令黄，三分　柴胡去苗，三分　茯苓去皮，一两　前胡去

苗，三分　橘皮_{去白，三分}　芍药_{半两}

上一十味同为散，每服三钱，水一盏半，生姜三片，同煎至七分，温服。

羌活煮散

治风劳攻疰，四肢背胛酸痛，上焦虚热，心胸躁闷，面无颜色，四肢昏沉，多困少力，元脏虚惫，腰脚沉重，日渐羸瘦，冷气时攻肠胁，疞刺胀满，酒后痰唾稠多。《圣济总录》作羌活汤，用枣二枚，葱白二寸。

羌活_{二两}　荆芥_{去梗，二两}　附子_{去皮脐，二两}　秦艽_{去芦，二两}　人参_{一两}　麻黄_{去节，二两}　茯苓_{去皮，一两}　牛膝_{酒浸一宿，二两}　白蒺藜_{酒浸一宿，焙，二两}　沉香_{一两}　鹿茸_{酥炙}　草薢_{姜汁浸，一两}　甘草_{一两}　当归_{一两}　牡丹皮_{一两}　汉防己　官桂_{去皮，各一两}　半夏_{姜汁浸一宿，一两}

上一十八味同捣为末，每服二钱，水一盏，枣一枚，葱白一寸，煎至七分，温服，空心、午前、临卧各一服，忌动风物。

沉香鳖甲煮散

治脾肾风，劳气攻疰背膊，四肢烦倦，百骨节酸疼，吃食减少，心胸不快，涕唾稠粘，多困少力，面色黑黄，肌肤瘦瘁。

沉香　木香　人参　黄芪　紫巴戟_{去心}　牛膝_{去苗}　秦艽_{去芦}　柴胡_{去芦}　茯苓　川当归　荆芥_{各半两}　半夏_{生姜汁浸二宿，炒令黄色，半两}　羌活_{三分}　肉豆蔻_{去壳，四枚}　附子_{炮，去皮脐，一两}　桂心_{不得近火，去皮，一两}　鳖甲_{醋炙令黄，一两}　干地黄_{三分}　干蝎_{生，一分}

上件洗择焙干，杵罗为末，每服二钱，用水一大盏，葱白二寸，姜三片，枣二枚，同煎七分，空心、夜临、日午、食前各一服，忌毒物。

金花丸

治急热劳，烦躁，羸，面目痿黄，头痛目涩，多困少力。

黄芩　黄连宣州者　川大黄各一两

上件为末，炼蜜为丸如梧桐子大。每日空心食后，温水下十五丸至二十丸。

治鬼交多饶惊魇

川楝子炮，十个　胡芦巴一分　舶上茴香一两　柴胡半两　附子炮，去皮脐，一个　鳖甲醋炙令黄，一个　宣连半两

上件同杵为末，煮面糊为丸如梧桐子大，每服五丸，茶酒任下。

青蒿煎丸

治骨蒸劳。

青蒿切，净洗去土，一斤　甘草炙黄色，为末，一两　杏仁汤浸，去皮尖，另研，一两　柴胡去芦为末，银州者，一两　鳖甲去裙，醋浸，炙令黄赤色，为末，一两　蜜二合

上先用童子小便五升，煎青蒿取一升，去蒿滓，入小净锅子内再煎如稀饧，入酥少许，及蜜药末等，熬成膏，可丸如梧桐子大。每日空心温酒下二十丸，渐加至三十丸，忌猪肉、面、毒物。

橘皮煎丸

治冷劳、瘦疾、目暗、手足挛急、形容枯瘁、食不消化、腹胀不能纳食、食物无味、面黄力弱、积年肠风、痔疾、疝癖气，一切劳病。女人血癥气块、赤白带下、子宫冷甚、宿水露血。治五种膈气：冷膈，热膈，气膈，思、忧膈。四肢无力，饶睡。此药大能通利五脏，明目，出一切风冷。

陈橘皮去白，一斤　官桂去皮　干姜炮　川当归炙。以上四味，另

研细　荆三棱炮　附子去皮脐，炮　萆薢以上三味，另杵罗　神曲各六两　乌头炮，水煮三五沸　木香各一两　川椒去子，炒出汗，一两　大麦糵四两　厚朴去皮，姜汁炙。以上六味，另杵罗，留出半两糵末。

上件用无灰好酒四升，先煎上四味，如人行十里，更下次三味，又如人行十里，次入下六味，又添酒两碗，煎成膏取出，以留出者麦糵末相和匀，再捣一千下，为丸如梧桐子大。每日空心，以茶酒任下二十丸至三十丸，午时再服。忌生葱、豆豉①。此药煎，若用银石砂锅极妙。如无，即取好熟使铛，净刷洗无油腻。先于铛抹真酥，次下酒及下药，用慢火煎，不住以银匙搅，直候如膏取出，于净盘中匀摊，候硬软得所，捣好②众手为丸，晒干。此药如久服，即补气，壮真元，驻颜色，进饮食。

烧肝散

治丈夫女人五劳七伤，胸膈满闷，饮食少味，脚膝无力，大肠虚滑。即或口内生疮，牙齿宣露，及遍疗妇人风血气块者。

肉豆蔻和皮，三个　官桂去皮，三分　香白芷半两　当归　人参　破故纸　茯苓　桔梗各半两

上八味为末，每服四钱，羊肝四两，批作片子，掺药在上令匀，以刀背微槌，以南粉涂湿纸裹，文武火烧，令香熟为度，放冷，用米饮嚼下。

沉香散

治丈夫女人五劳七伤，寒③热无力，小便黄赤，吃食无味，

---

① 豆豉：墨海金壶本同，四库本作"盐豉"。

② 捣好：墨海金壶本同，四库本作"搅了"。

③ 寒：原脱，据墨海金壶本补入。

心多惊悸，骨节酸疼，心胸痞闷，两胁疼痛。散滞气。

沉香　槟榔　大附子炮，去皮尖　人参　茯苓去皮　当归去芦　官桂去皮　前胡　黄芪　枳壳麸炒　干姜炮，各半两　柴胡去苗，一两　诃子炮，去核　甘草　五味子各一两　雀脑芎半两　半夏用浆水煮三十沸，细切小片子，焙干用之，二两　草豆蔻炮，去皮，三分

上件为末，每服二大钱，水一盏，生姜二片，枣子二枚同煎至七分，温服，日可三服。

柴胡膏

治五劳七伤、肢体烦倦、日渐消瘦、行步稍难、饮食不进。

柴胡半两　赤芍一两一分　白蒺藜根一两一分　川附子炮　青皮　吴茱萸　陈皮各半两　青木香一分　乌鸡净去骨皮毛肠肚，唯择肉，一只

上八味为末，入乌鸡肉内，再杵成膏，于瓷器内收贮，每食前，用盐酒一盏，膏一匙头调服，常令患人有酒容，只服两日，便见效验。

大柴胡鳖甲散

柴胡　秦艽　常山　贝母　山栀子　甘草　乌梅　豉心　鳖甲醋拌炙　黄芩各一两　生姜半两　大黄半两　桃枝　柳枝　葱白　薤白各一握　糯米半合

上一十七味杵为末，分作八贴，用水一升，酒一盏，同煎至八分，作三服，早、午、晚，日三服，两贴滓并煎作一服，此方累医较人大段瘦者，即吃药大效。

炙肝散

治男子五劳七伤、手足酸疼、四肢烦倦、多患口疮、咽喉不利、心胸痞满、不思饮食、久积泻痢、脚膝浮肿、日渐消瘦。

柳桂　吴白芷　羌活温水洗，浸过　独活　芍药各一两　诃子

皮好者，七个　白术半两　蛮姜半两

上杵为末，每服用獖猪肝一具，净除筋膜，切如柳叶状，换水七遍控干，用药末十钱，盐一分，同拌令匀作丸，串子以慢火炙熟，空心任意服之，以生姜粥下之。

延寿散

治男子女人少童等，传尸诸劳，嗽、寒、热，百般变候，并宜出却蒸汗劳虫，永去根本。

牡丹皮　附子炮，去皮脐　柴胡去苗　秦芃　鳖甲酒浸，炙令赤色，各半两

上五味同为细末，入人中白半两，同研以瓷器盛之。每服用猪石子一枚，葱白、椒末同一处，细锉如膏，入药末三钱匙拌和，以童便一盏、水半盏，同煎令沸，温服。其患人帖体著皂纱衫一领，服后衣物盖覆，令恶汗出，黏腻尽出，仍脱皂衫，揩拭身干，避风将息。每七一度。服后，汗轻即住，皂衣遂以皂角汤泡洗，安息香烘干，末后用了，即弃于十字路中，或长流水内，永瘥。

养正膏

治传尸出汗，取辟虫邪。

鳖甲醋浸，炙令黄，净去根，杵碎，一两　天灵盖用匕匙头大一片，净洗，酥涂，炙令黄色，一两　桃、柳、桑枝长各七寸许，各七茎　桃仁去皮尖，四十九个　安息香一分　青蒿　淡豉三七粒　葱白二茎

上八味，隔夜以水一升，浸至五更，煎取半升，再以童便半升同煎取四合，又用槟榔一个为末，麝香一钱，将所煎药去滓调下，至日高二丈时，放温顿服，以衣盖汗出，审看十指，汗出如藕丝，五色臭秽汗出后，仍泻下虫状恶物尽。甚者，旬日再服，永效。

延龄膏

治一切劳。

蛤蟆　鹤骨　丁香　枣叶　鳗鲡　木香　猪牙皂角各等份
麝香另研细，少许

上为末，用羊肠大者盛之，缚定两头，于饭甑上蒸熟为度，取出，候冷，以竹刀子割开，同肠研细，再入麝香，同研令匀，为丸如梧桐子大。每日到辰巳间，用茅香熟水吞下一百丸，更看病人强弱，渐渐服之，须得一度吃尽一百丸，后以衣被盖之，出汗。病甚者略露面，其虫逡巡后汗出，尸虫如麦麸大，余者皆微壮。出尽汗后，病人其身体轻快，十去三四也。候汗干后，即一时换却原著衣服，并卧物等。初服药，见当时随药便尽吐出，并不住，即难疗。或一百丸存六七十丸，犹可医。别以新药补数，如药全住，疾无不退，服药后忌一切动劳等物。此药，病甚者吃及两服，至三服，即永除根本，一服后，别用，吃无触忌。治劳，煮散，三五服为妙，初出汗，频换手帕揩之。约两炊饭久，肠劳随泻下，一度，别用盆一个盛之，其虫皆微壮，浮在上面动，服药后如不吐，甚妙也。一生永忌触犯药：苦参、人参、空青、麦门冬、乌头，切忌服之。

鬼哭饮子

治一切劳。

阿魏使童便磨一处，一分　东引桃枝小者一大握，槌碎　甘草　青蒿一大握，如用其子，只用一两半　槟榔为末，一两　葱白连根，二寸

上用童便二升，浸桃枝、甘草、青蒿、葱白四味一宿，来日五更初煎取六合，去滓，然后入阿魏，更煎两沸，分为二服，每服临吃时，入槟榔末半两同服，如觉心头恶，必吐，吐后更进第二服。如是服前一服后，心头安稳，即须进二服，必然通

转，当下必见恶物。服时仍不得令人与患者面对，恐恶虫飞入人口鼻内。此药，如是女人患，须是男子面向北与煎；如男子患，却须女人向北与煎，仍忌猫狗见。患者春吃二服，秋吃三服，每年五服，劳虫并尽，即去病根。

血证

顺中散

治肺脏壅热毒，则胸膈壅滞，血与气皆逆行，上于肺，肺壅不利，故令人吐血不止，朝夕不住，发寒热，气喘促，红物至多，频频呕吐，渐至劳劣。

槟榔好者一枚　大黄半两　甘遂半两　木香半两　茴香半两　白牵牛子半两　青皮汤浸，去白，焙，半两

上件同杵为细末，每服一钱，用木香煎汤下，或木香酒下，亦得。如作常服，茶酒任下一字。如曾中药毒，呕逆，黑血至多，不能饮食，服此顺中散，亦能解毒止血。

治暴吐血不止方

用人参一味为末，每服一大钱，以鸡子青投新水半盏，调下。

雌黄丸

治吐血衄血。

雌黄一两，用小磁合子内盛，上用不灰木末一钱，云母末一钱，蚯蚓粪一钱，水飞黄丹一钱，滴水和匀，作饼子，盖头，石脂锁口灰半碗，盖合子上，用三斤炭烧，如不闻药香，未得住火，如闻香即住火，为度。放冷取出，净去上面榠子药滓，令净，研细末入下二味。　马兜铃子去皮　甘草此二味，候雌黄烧下，秤约及钱许，余只各用四钱半。

上件同研为末，炼蜜为丸如皂子大，以绵裹一丸，含化。

汉防己散

治咯血。

汉防己　万州黄柏各一两一

上件同细捣为末，每服一钱，水一盏，小麦二十粒，同煎七分，食后温服。

盗汗

煎麦散

治荣卫不调，夜多盗汗，四肢烦疼，饮食进退，肌瘦面黄。

大鳖甲醋煮三五十沸后，净去裙襴，另用好醋，煮令香，二两　银州柴胡去苗，二两　大川乌头炮制，去皮脐，一两　元参三两　干漆炒，一两　干葛一两　秦艽去土，二两　人参一两　茯苓一两

上件为末，每服二钱，先用小麦三七粒，煎汤一盏，去麦，同煎至七分，温服，食后或临卧时服之，如久患后，亦宜服此以退其劳倦，调顺经络。

如智散

治五心虚烦，夜多盗汗，面色黄瘁，四肢少力，多困饶睡，饮食不进。

葳蕤　川芎　青皮去白　肉桂去皮　木鳖子　当归去须　羌活　秦艽　柴胡去苗　乌梅　黄芪以上各一两　甘草如五心发热即减半两，不用一两。

上同杵为末，每服一钱，水一盏，入青蒿头子七枚，同煎至七分，去滓温服。若冬月无青蒿，以姜枣代煎之。

地骨皮散

治骨蒸壮热，肌肉减瘦，多困少力，夜多盗汗。

地骨皮_{水洗}　秦艽_{水洗净}　柴胡_{去芦}　枳壳_{去白，面炒}　知母_{生用}
当归_{去须}　鳖甲_{去裙襕，醋炙黄色}

上各等份为末，每服二钱，水一碗，桃柳枝头各七个，生姜三片，乌梅一个，同煎，至七分，去滓，温服，每日空心临卧各一服。

卷 二

上焦证

人参荆芥散

治上焦壅滞，头目昏眩，涕唾稠粘，心胸烦满。

人参　柴胡去苗　羌活　荆芥　旋覆花　甘菊　桑白皮各等份

上七味，同杵为丸，每服二钱，水一盏，煎七分，食后临卧温服。

利膈散

治上焦风壅，多患咽喉、胸膈不利。

荆芥穗子青，干净好者　鼠粘子各一两　甘草炮过，三分　白丑炒令香熟，二两

上为末，每服一钱，入盐点。兼治风牙痛，以三末入川椒一粒，盐二钱，煎热，热含，冷吐出。

白蒺藜散

治上焦虚热，头目昏疼，或眼赤肿，心胸烦闷。

地骨皮去土　白蒺藜去皮　旋覆花　山茵陈　白菊花以上各半两　鼠粘子　石膏各一两

上七味，并生，同杵为末，每服一钱，食后茶清调下，日

进三服。

金花散

治心腹壅热，重蒸上焦，致口气生疮，连年不瘥。

黄连炒，令稍焦赤色，如年少，即加一分许，半两　人参半两　枳壳麸炒，微黄，半两　甘草炙微赤，半两　半夏以姜汁拍破，浸一宿，漉出焙干，半两

上五味为末，每服一钱，生姜三片，煎六分，食后、临卧温服。

白龙丹

治上焦风壅，化痰涎，利胸膈，逐风秘。

雷丸末二钱　甘遂末三钱　牵牛杵，取末六钱，不用再罗者，一两　龙脑少许　粉霜四钱　轻粉四钱，入白面少许，三味同研令匀细，滴水和作饼子，于慢火内煨令热，放冷，再研令细。

上同为细末，研令匀，入青州枣，煮熟，取肉和为丸，如绿豆大，每服五七丸，温浆水下。如一切风、痫、惊、搐、涎、滞，并以浆下七丸及至十丸。如小儿痰热，及渴不止，头疼，但频少与服，自然消除。大人风气壅盛，上焦不利，最宜服此，更在临时酌其加减。

香芎散

治上焦风壅，中脘有痰，头目昏暗，心烦口干，利膈，化痰涎。

旋覆花一两　细辛去叶，一两　川芎二两　甘草炙，半两　独活羌活各半两　皂角烧存性，二挺

上七味，同杵为细末，每服一钱，水一盏，煎至六分，食后、临卧热服。

犀角散

治上焦壅热，咽膈肿痛，不利。

鼠粘子铫子内，以文武火隔纸炒，令香为度，一两　甘草一分　荆芥半两

上三味同为细末，每服一钱，水五分一盏，煎令沸，去滓，温服，大利胸膈。

中焦证

沉香散

治脾元气不和，中焦痞闷，气滞噎寒，进食和气。

沉香　木香　青橘去白　郁李仁汤浸去皮，另研　陈橘去白　人参各用一两　豆蔻　槟榔　肉桂去皮　甘草炙　干姜炮制，各半两

上十一味，同为末，每服一钱，水一盏，煎至七分，温服，不以时候。

四倍散

治脾元气不和，大补虚损。

诃子煨，一两　人参二两　白茯苓去皮，四两　白术半斤

上四味，同为细末，每服二钱，水一盏，入生姜、枣子，同煎至六分，去滓，温服，空心食前服。如早晨常服，有大功效。

白豆蔻散

补中益气，调顺脾元。心胸满闷，不思饮食，上热下冷。

白豆蔻仁半两　肉豆蔻三个　白术一两　厚朴姜汁炙，半两　甘草炙，三分　肉桂半两　青皮半两

上七味同为末，每服二钱，水一盏，生姜二片，粟米少许，枣二枚，同煎至七分，去滓，热服，大妙。

木香通真散

治中脘气不和，心胸满闷，气刺胁肋，饮食无味，和气。

木香半两　人参一两　官桂去皮，一两半　川芎一两　陈皮去皮，二两　茯苓一两　青皮去白，一两　神曲一两　厚朴用生姜汁，涂炙令黄，一两半　茴香用舶上者，一两　槟榔女人吃即入也，半两　桃仁麸炒，去皮尖，一两

上十二味，除桃仁另研外，余并捣罗为末，入桃仁，拌和令匀，每服一钱，水一盏，盐少许，同煎七分，温服，不拘时候。大能和顺脾元气。

赚气散

治气调中，和脾胃。《御药院》云：治心胸痞闷，腹胁虚胀，饮食减少，气不宣通。

荆三棱五两　白术三两　蓬莪术煨熟，杵末，五两　枳壳去白，麸炒，一两　木香半两

上五味同为末，每服二钱，生姜三片，水一盏，煎六分，温服。如和脾胃，即更入枣同煎。若解伤寒，并三两服汗出立瘥。

下焦证

烧石子茴香散

治下焦虚冷，脐腹撮疼，心胸痞胀，和元气，进饮食。

舶上茴香　川附子炮，去皮脐　官桂去皮　木香　紫白戟去心　胡椒　陈皮去白　川椒去目　干姜炮，各半两　荆三棱煨，一两

上一十味，同为细末，每服用獖猪石子一对，洗①去筋膜，

---

①　洗：墨海金壶本同，四库本作"切"。

切作薄片，以末二钱，入葱丝少许，盐半钱，湿纸裹，煨熟，饵讫，以酒或粥饭压之，须臾脐下暖，甚妙。

牛膝煎丸

治男子下元虚冷伤惫，筋骨衰弱，遍身瘾疹，及风气上攻下疰，疼痛不可忍者。

牛膝去苗，切作细段，用好酒浸三日，取出细研，如面糊，用酒于铜银瓷器内，慢火熬，成膏为度，五两　附子炮，去皮脐　川芎　虎骨酥炙黄色。各三两　破故纸　胡芦巴　苁蓉酒浸三日，细切，焙，各四两　巴戟去心，生用　仙灵脾去茎干，生用，各一两

上八味，各修事净，一处杵为细末，用牛膝膏和合入臼，杵令软硬得所，丸如小弹子，如是难丸，更入少多熟蜜同丸，每日早晨及夜卧，温酒化下一丸，嚼下亦得志意。服一月，永无风气攻疰及瘾疹，自然肢体安畅。

补骨脂丸

治脾肾久冷，积气成块，或发疼痛，补暖。

大木瓜去皮瓤，入硇砂一两，去砂石，蒸令熟，研烂极，一个　补骨脂炒　薯蓣　官桂去皮　青皮　木香　茴香子　槟榔以上各一两　荆三棱醋浸一宿，炒令黄，半两　肉豆蔻半两

上九味为末，用木瓜为丸，如梧桐子大。每日空心盐汤下二十丸，温酒亦可。

硇砂丸

治男子元脏虚惫积冷。《圣济总录》名骨煎丸，治肾脏虚冷，不思饮食，倦怠。无巴戟，有白术。

羊胫骨去净肉，用硇砂二两，醋二升同煎，旋煎旋蘸，骨炙焦黄，以醋尽为度，焙干，一条　木香　白槟榔　官桂去皮　人参　牛膝　茯苓　郁李仁　附子炮　巴戟去心　薯蓣　丁香　沉香　苁蓉以上各一两

石斛半两　阿魏用面三两，先将醋化，溲作饼子，炙黄，半两

上十六味，并杵罗为末，用酒煮，面糊为丸，如梧桐子大。每日空心，盐酒或盐汤，下二十丸。

三焦总治

麻仁丸

治三焦不和，脏腑虚冷，胸膈痓闷，大便秘涩。

麻仁先以温水浴，悬在井中五日，令生芽，日晒，退皮取仁，四两　大黄二两蒸熟，二两生用，四两　白槟榔半煨，半生，一两　山茱萸一两半　薯蓣一两半　官桂去皮，一两半　车前子　枳壳麸炒　防风各一两半　羌活一两半　木香二两　菟丝子酒浸一宿后，炒黄，一两半　郁李仁四两

上十三味，同为细末，炼蜜为丸，如梧桐子大。每服十五丸至二十丸，临卧温水下。

三焦散

治三焦不和，营卫不调，肢体烦倦，头目昏疼，饮食无味，多困少力，寒热痰壅，头旋。

前胡　柴胡各去苗　桔梗　羌活　独活　人参　枳壳麸炒　鳖甲去裙襕，醋浸，炙黄，各一两　旋覆花两半　甘草炙，半两　石膏一分，如头疼，旋入

上十一味为细末，每服一钱半至二钱，水一盏，煎至七分，温服。解伤寒发汗，入麻黄一两，去节，同杵为末。如上焦不利口心，入地骨皮一两半。

麦门冬散

治三焦不利，心肺多壅，痰涎并积，口舌干燥，咽嗌肿疼，肌体黄瘁，气血不调。

麦门冬去心，半两　桔梗　半夏各一分　贝母　升麻各半两　蔓荆子一分　甘草半两　前胡　防风　款冬花　桑白皮各半两　杏仁一分　白术一分　五味子用新者，一分　赤芍药半两　菊花一分

上十六味，各洗择令净，焙，杵罗为末。食后、夜卧，各进一服，每服二钱，水七分盏，生姜一片，同煎，至三分，去滓，温服，大益心肺。

牛黄甘露丸

治三焦渴疾，饮水无度，舌上皴裂，肌肉黄瘦，精神减退，小便多，腹胁胀。

朱砂成块者，一两　牛黄一分　铁粉半两　犀角锉，半两　丁香半两　梧桐泪半两　葳蕤半两　麝香一分　银箔五十片　地龙半两　槟榔　牡蛎　苦参　石膏　锡兰纸　甘草炙　白扁豆慢火炒，各半两　铅白霜半两　麦门冬去心，半两　知母半两　宣连一两　金箔一百五十片　生栝楼根杵，研细，一两

上二十三味，除栝楼根另杵，同为细末，炼蜜和，临和时即入金箔及生栝楼根，一处和匀，为丸如豌豆大。空心，金箔三片，银箔三片，碎研，米饮下十丸，渐加至二十丸，饭后临卧各一服，日近轻者，当日止，重者三日止，十日后，只空心一服，夜后一服，用金银箔各一片，一月日外只用温浆水下五十丸。其药合二月至九月，即用生栝楼根，九月后只用炼蜜和为丸亦得。忌咸、酸、炙、煿、鱼、酒等。

利膈丸

治三焦不顺，胸膈壅塞，头昏目眩，涕唾痰涎，精神不爽。

牵牛子一半生，一半熟，四两　不蛀皂角涂酥，炙令香熟用，二两

上二味为末，以生姜自然汁煮糊，为丸如梧桐子大。每服二十丸，荆芥姜汤下。

神妙沉香丸

消化滞气，调顺三焦，空胸膈，理脾元，大能化酒食毒。

丁香—分　沉香—分　乳香—钱半　阿魏少许　肉桂去粗皮，半两　舶上茴香炒，半两　槟榔冬加二枚，二枚　肉豆蔻夏加二枚，二枚　荜茇半两　巴豆去皮心，不出油，另研，十五个

上为细末，研入巴豆、阿魏令匀，煮白米饭，为丸如绿豆大。每服五丸，生姜汤下。如胸膈气不和，及元脏冷气上攻，迷闷，加至十丸，温酒下。常服，茶汤任下，要微动，以意加服之。

橘香散

调顺三焦，平和胃气，顺气。

白术米泔浸一宿，洗净，四两　陈皮去白，二两　茯苓去皮，二两　甘草炙，二两　附子炮，一两　干姜炮，半两

上为末，每服二钱，水一中盏，姜二片，枣一枚，同煎至七分，温服，如觉伤寒，入荆芥煎服。

五脏证治

茯神丸

治心肺壅热，口苦舌干，涕唾稠粘，胸膈烦闷，不思饮食，肢体倦怠，或发烦热，状似骨蒸。

茯神去皮木，二两　柴胡去苗，一两半　黄芪一两半　生干地黄二两　桔梗　鳖甲醋炙黄色，二两　人参　白前各一两　枳壳炙，去白，一两半　赤芍药一两半

上十味，杵为细末，炼蜜为丸如梧桐子大。每食后，生姜汤下十丸，临时更加减服。

金花散

治心肺积热，咽喉不利，口舌生疮，心胸烦闷，痰涎并多。

绿豆粉四两　雄黄三分　甘草末七钱　朴硝五钱　甜硝五钱　白豆蔻半两　生脑子半钱　麝香半钱

上八味，杵为末，旋滴生蜜少许，研令匀，入瓷器内收贮，每服半钱，用薄荷水调下，小儿惊亦宜服之。

润肺散

治肺气壅滞，咳嗽不已。

甜葶苈桃子内，纸衬，慢火内炒热，一两　肉桂一两　马兜铃微炒用，大者二枚

上三味，杵为细末，每服一钱，水一盏，煎至七分，放温，食后时时呷一口，可自早至午服尽，或临卧温水调一字，或半字亦可。

黄芪散

治肺脏壅塞，咳嗽，涕唾稠粘，咽喉不利。

黄芪去芦，蒸出擘破，于槐砧上碎锉，一两　山栀子如雀脑者，去皮，以甘草水浸一宿，焙用，一两　茯苓赤者，以水中澄去浮者，炒用，一两　秦艽须是于脚下左交裂者为秦，以布拭却毛，一两　柴胡去芦，以布拭去土净，锉，勿犯铁器，一两　地骨皮半两　川升麻半两　甘草炙，半两　黄芩一两　人参一两

上十味，同杵为末，以瓷器内盛贮，每服三钱，水一盏同煎，至六分，去滓，温服，食后服之。

蛤蚧散

治患肺痿咳嗽，即肺壅嗽。

蛤蚧新好者，用汤洗十遍，慢火内炙令香，研细末，一对　人参　茯苓　知母　贝母去心，煨过，汤洗　桑白皮以上各二两　甘草炙，五两　大

杏仁汤洗，_{去皮尖，烂煮令香，取出研，六两}

上八味同为细末，入杏仁，拌匀，却粗罗，再筛研细为妙。每服半钱，入生姜二片，酥少许，水八分，沸热服，如以汤点，频服亦妙。

鹅梨煎丸

治脾肺风攻，皮肤成疮癣燥痒，大化痰涎，解壅热。

鹅梨_{大者，去皮核，十个}　薄荷_{一斤}　皂荚_{十挺，肥大不蛀者。以上三味，于酸浆水中，揉取自然汁，滤去滓}　杏仁_{去皮尖，烂研，将杏仁膏，并前自然汁，同于银石器内，慢火熬成膏后，另入药末，四两}　防风_{去芦}　白蒺藜_{微炒，去刺}　天麻_{炙令通黄色，各二两}　威灵仙_{去泥，一两}　甘草_{炙，一两}

上六味，杵罗为细末，入前膏内，搜和为丸，如梧桐子大。每服食后，用温浆水下十五丸至二十丸，临卧时再服。

救生丹

治远年日近肺气喘急，坐卧不能。《总录》用作铅丹。

鸡内金_{鸡肫内黄皮是也，旋取去，却谷食，净洗阴干，每夜露七宿，三七枚}　甜葶苈_{洗焙，半两}　黑牵牛子_{用瓦上煿，令下焦，半两}　砒信_{另研细，每夜露七宿，至晚收于床下，一分}　半夏_{洗净，焙，浸一宿，换水七遍，生用，一分}　黄丹_{亦如砒信制，半两}

上六味为细末，煮青州枣大者，十二枚，去皮核，捣和为丸，如干，即入淡醋少许，丸如绿豆大，以朱砂为衣。食后、临卧，温葱茶下七丸，甚者十丸，不过三五服立效，须忌大冷大热、毒食等。

杏仁丸

治肺气喘急者，由肺乘于风邪，则肺胀，胀则肺不利，经络涩；气道不宣，则上气逆喘或息鸣。

马兜铃　杏仁去皮尖　蝉蜕为末，各半两　砒霜一分

上为细末，煮枣二十枚，去皮核，和药末为丸，如梧桐子大。空心薄荷汤下二丸，妙。

紫苏膏

治肺痿，劳嗽喘促，涕唾稠粘，咽膈不利。

生地黄三两　生姜与地黄相和研，布绞取汁，二两　生天门冬半斤　生麦冬一斤　杏仁生，研入，三两　紫苏子炒研，二两　生牛蒡四两　生元参一斤

上八味，洗令净，锉碎同研，令如泥，苏子、杏仁投于地黄汁内，更以细物滤，绞汁去滓，于银石器内盛，用炼蜜五两半，真酥二两，安于炊饭甑上，蒸一饭久，于净器内收，不以时候，抄一小匙，咽之。如久服，大益心肺，滑润肌肤，补助荣卫，忌生冷、猪肉。

秦艽散

治肺痿劳，咳嗽不止，时觉寒热，涕唾稠浊。

秦艽炙　柴胡去芦　贝母炮　桔梗　麻黄各一两　陈皮去白，一两　甘草炙，三分　诃子煨，去核用肉，秤，一两半

上八味同为末，每服二钱，空心晚食前，用小便一盏，乌梅一个，同煎三五沸，温服。

华盖散

治肺感寒气，有痰咳嗽，久疗不瘥。

紫苏子炒　麻黄去根节　杏仁去皮尖　陈皮去白　甘草炙，半两　桑白皮　赤茯苓各一两，去皮

上七味，同为末，每服二钱，水一盏，煎至六分，食后温服。

豆蔻散 ①

治脾胃虚弱，不思饮食，吐呕满闷，胸膈不利，心腹痛。

草豆蔻肉八两　生姜和皮，切作片子，用一片　甘草锉碎，四两

上三味，匀和，入银器内，用水过药三指许，慢火熬令水尽，取出，焙干，杵为末，每服一钱，点之，夏月煎之，作冷汤服亦妙。

十味人参散

调理荣卫，进饮食，解利经络，去久滞风邪。

人参　厚朴姜汁炙　官桂去皮　甘草炙　杏仁去皮尖　白术干姜炮　茯苓去皮　麻黄去节，倍加　陈皮去白

上各等份为末，每服二钱，水一盏，入姜煎七分，热服，如才觉吹著不安，连二三服，汗出立愈。

平胃散

治脾胃气不和，不思饮食。

厚朴去粗皮，姜汁涂，炙令香，净，二两半　甘草炙，一两半　苍术米泔水浸二日，刮去皮，四两　陈皮去白，二两半　人参一两　茯苓一两

上六味为末，每服一钱，水一盏，入生姜枣子同煎七分，去滓温服，空心服之。或杵细末，蜜为丸，如梧桐子大，每服十丸，盐汤嚼下。空心服，治气利膈，进食平胃，丸也。如做汤，入盐点服，亦曰白术汤。此药本无人参、茯苓二味，好事君子加之。

丁沉丸

治脾胃一切气不和，吐逆不思饮食，霍乱不止，心腹刺痛，膨闷，胸膈噎塞，久积虚气，伤酒痰逆，妇人血气，及月候不

---

① 豆蔻散：原作"豆蔻汤"，据四库本改。

调。理中。

丁香　沉香　木香　槟榔　白豆蔻　云南根各半两　肉豆蔻去皮　甘草炙　青皮去白，各半两　人参　茯苓各二两　白术四两　官桂一分　丁香皮半两　诃子去核，一两　麝香研，一钱　元参一两半　柳桂一分　干姜炮，一分　金钗石斛一两

上二十味，同为细末，续入麝香，和匀，炼蜜为丸，如酸枣大。每服半丸或一丸，烂嚼，炒生姜、橘皮，盐汤下，温酒亦可。妇人炒生姜、橘皮，醋汤下。

草豆蔻散

治脾胃气不和，霍乱不止，酒食所伤，兼患脾泄，能和一切冷气。

厚朴去皮，用生姜三两，取汁浸炙，汁尽为度，二两　草豆蔻和皮，一两　干姜炮，一两　白术炮，黄色，一两　诃子一两，炮，去瓤，细切，炒，二两

上杵罗①为末，每服二钱。霍乱，冷米饮下，或酒调下。脾痛不可忍者，炒生姜，酒下三钱。余即如汤煎服。

椒朴丸

治脾胃虚乏，伏积冷气，吃食不消，多困羸瘦，面黄口淡，不思饮食。

梓州厚朴去皮，用十两以姜汁炙令香，细锉　汉椒拣净，十两　盐花十两　黑附子炮，去皮脐，锉碎，二两

上以水十碗，于银石器内，以文武火熬，候水尽为度，焙干，同研为末，炼蜜并糯米粉，同为糊，和丸如梧桐子大。每服二十丸至三十丸，空心温酒下。如大肠滑泄，生姜米饮下。

---

① 杵罗：原脱，据四库本补入。

藿香丸

治胃气，消食，定霍乱，止呕逆，进饮食，化冷痰。

藿香一两　厚朴去粗皮，姜汁炙，令香熟，一两　甘草炙，三分　官桂去粗皮，半两　青皮汤去瓤，细切，面炒，三分　干姜炮，一两　枇杷叶炙，去毛，一分

上七味，同为末，每服二钱，水一盏，姜二片，枣一枚，同煎七分，服。

丁香散

暖脾助胃，止心腹痛，进食，定呕逆，治泻痢。

肉豆蔻去皮　人参各半两　白茯苓去皮　苍术三分　青木香半两　吴茱萸　丁香各一分　厚朴去皮，姜汁炙令香，半两　荆三棱炮，半两　干姜炮，锉，半两　芍药炙，半两　甘草一分

上十二味，同杵细末，每日空心食前，米饮调下二钱。

荜澄茄散

治脾元虚冷，气不和，心胸不快，肚腹膨胀，气刺气痛，元气疼疼，不思饮食，酒色过度，面黄口淡。

荜澄茄炒，半两　荆三棱炮，趁热杵，三两　陈皮去白，二两　香附子炒，三两　甘草炮，二两　丁香二两　舶上茴香二两　厚朴去皮，姜汁炙令黄色，一两　蛮姜一两，一分　官桂去皮，二两　桔梗一两　白盐拣择净，炒，研细，后入，十二两　阿魏皂子大一块，面裹煨面黄为度，去面，另研细，旋入诸药

上十三味，同为末，细研和令匀，每服一钱，入生姜二片，水八分盏，煎五七沸，热吃。如作汤，入姜一钱点之，大疗中酒，兼其味甚佳。

香苏散

治肝亢风盛，刑于脾胃，致多飧泄，调顺中脘，平和胃气。

紫苏叶拣择净，焙干，一分　肉豆蔻去壳，一分　天雄锉碎，以盐一分，同炒令黄色佳，一分　青皮去白，一分　蛮姜炮，半分　白术细锉，微炒黄色，半两　缩砂仁一分　川芎　甘草炙，各一分

上九味为细末，每服二钱，水一盏，生姜三片，同煎五分，温服，日进三服。

柴胡散

治荣卫不顺，体热黄瘦，筋骨疼痛，多困少力，饮食进退。

柴胡二两　鳖甲醋浸一宿，炙令黄①，二两　甘草　知母各一两　秦艽一两半

上五味杵为末，每服二钱，水八分盏，枣二枚，煎六分，热服。

乌头丸

补暖水脏，壮筋骨，缩小便，大治风。

川乌头用东流河水浸二七日，每日三度换水，日满，取出黑皮，并脐尖，切作柳叶片，入牵牛子一合，同炒，候香熟，去牵牛子不用，一斤　舶上茴香另杵为末，二两　青咸另研，五两　陈皮二两，去白　牛膝细切，以好酒浸一七日，烂研，五两　川椒拣去子，五两

上六味，依法修制，用牛膝膏拌和匀，入臼，再杵千下，丸如梧桐子大。每日空心，盐汤温酒任下十丸②，至二十丸。牛膝虽酒浸后，烂研，与诸末拌和，恐难得细，或只将牛膝浸，日足后，焙干为末，却将浸牛膝酒，煮糊和末为丸，亦可，若更服利膈汤散，最相宜也。

---

① 醋浸一宿，炙令黄：此七字原脱，据四库本补入。

② 十九：墨海金壶本同，四库本作"十五丸"。

诸气

夫人之生，禀于荣卫，人之本皆系于气。气若和平，邪正不能干犯，气若盛衰，百病由是生焉。故怒则气上，喜则气缓，悲则气消，恐则气下，寒则气收聚，热则腠理开而气泄，忧则气乱，劳则气耗，思则气结。《经》曰九气七气，及言诸气者，皆不出于此也。诊其脉，寸口伏，胸中逆气，是诸气上冲胸中，故面跗肿，喘息，如脉浮大，不治。上气脉躁而喘者，属肺，肺胀欲作风水，发汗即愈，其脉若虚，宁得伏匿者生，牢强者死。喘息低不得者，其脉滑，手足温即生。如脉涩，及手足冷死，数者亦死，谓其形损故也。至于五积六聚，癥瘕癖块，皆由阴阳不和，脏腑虚弱，受于风邪，搏于脏腑之气所为也。腑者六腑也，脏者五脏也，脏为阴，腑为阳，阳浮而动，阴沉而静。是以五脏积癥，发不离其部，上下有所穷。已聚瘕者，六腑所成，痛无常处，上下无所留止，盖由脏腑受邪，初未能为疾，留滞不散，乃成癥瘕也。

丁沉香丸

治一切气不和，心腹痓闷，气胀胸膈，噎塞不利，及积冷气，或时攻冲，脾胃气逆，不思饮食，霍乱不止，脏腑滑泄，酒食所伤，醋心不消，冷痰，并多大效。

甘草炒　官桂去皮　沉香　丁香　木香　槟榔　诃子炮，去核，各半两　人参一两半　白术锉碎，炒黄，四两　白豆蔻去皮，半两　肉豆蔻去皮，半两　青皮去瓤，半两

上十二味，同为细末，炼蜜为丸，如小弹子大。每服一丸，生姜汤嚼下。

阿魏丸

治男妇一切气，攻刺疼痛，呼吸不得，大肠滑泄。

阿魏一两半　当归两半，细切，醋炒　官桂半两　陈皮去白，细切，醋炒，半两　白及三分　吴白芷半两　蓬术一两　延胡索锉碎，醋炒，半两　木香三分　吴茱萸醋炒，半两　川芎醋炒，半两　附子炮，去皮脐，半两　干姜炮，一两　肉豆蔻　朱砂研细末，各三分

上除阿魏、朱砂外，同杵为细末，以头醋半升，浸阿魏，经宿，用生绢袋取汁，煮面糊为丸，如梧桐子大。以朱砂为衣，每服五丸，温酒下，橘皮汤亦可，妇人醋汤下。

小丁沉丸

治一切气疾，开胃口，消酒食毒。

甘草炙，一两　缩砂去皮，一两　白芷炒黄，一两　阿魏用醋半斤，煎为膏，入诸末在内，一两　麝香少许　木香半两　丁香半两　陈皮去白，四两　益智一两　舶上茴香炒，半两　生姜细切，入青盐四两，拌匀，入合和，经一宿，焙干，一斤　沉香一两

上一十二味，杵为末，醋煮面糊为丸如鸡头，用朱砂为衣，空心，及吃酒，或盐姜汤，嚼下一二丸，大化酒食毒，和气。

塌气散

治虚气攻冲，心胸满闷，元气冷疼，及一切气不调顺。

舶上茴香炒　枳壳麸炒，去白　茯苓　人参各一两　陈皮二两，去白　青皮二两，去白　甘草炙，半两　苍术半两　丁香一分　干姜炮，半两　高良一分

上十一味同杵为末，每服一钱，水一盏，入生姜枣同煎，至七分，热服，入盐如茶点服亦可。

撞气丸

治一切气。

木香半两　荆三棱炮，一两　青皮去白，一两　胡椒一两　官桂去皮，一两　干姜炮，半两　木瓜末一两　茴香炒，一两　甘草炒，一两槟榔炮，一两　阿魏用白面和，煨熟，一钱

上十一味，捣罗为末，用蒸饼，先水浸过，后和为丸，如弹子大，朱砂为衣，每服一丸，盐汤嚼下。

乳香丸

散滞气，消酒食，利胸膈，化痰，和顺元气，止冷气攻刺。

乳香　沉香　没药　木香　朱砂细研　枳壳　乌头炮　蓬莪术　槟榔各二两　芫花醋炒令赤　狼毒醋熬　干漆炒，各半两　阿魏一分　青皮三分

上一十四味，同杵为末，以硇砂一两半，用水飞过，去砂石，以川楝子肉四两为末，同以好醋熬成膏，入在前末，和匀，为丸如豌豆大。每服十丸、十五丸，温酒，或姜汤、盐汤任下，亦可。

桂枝丸

治气，利胸膈，进饮食，充肌肤，疗心疼腹痛，若宿酒后服妙。

槟榔大者，三个　牵牛以一半麸内炒，一半生用，三两　官桂去皮，三两　青皮去白，二两　陈皮去白，二两　干姜炮，二两

上六味，同为细末，煮醋，面糊为丸如绿豆大。每服十五丸，茶酒任下，如妇人心腹疼，即醋汤下。男子用茴香汤下。

胜金丸

治一切气不和及女人血气肿，化积滞，消酒食。

芫花　大戟　甘遂　牵牛　荆三棱　干漆　青皮　陈皮去白巴豆各半两　硇砂　胆矾各一分

上除硇砂、胆矾外，余并用生姜半斤，捣碎，入好醋一

升，浸一宿，取出姜不用，控干，焙令干为末，醋化硇砂，并胆矾。煮面糊，搅和为丸，如豌豆大，消酒食，及常服茶酒，任下三五丸。妇人心气痛，醋汤下。水气及一切气肿，并痢疾，生姜酒下。一切气不和，生姜汤下。

五积散

治一切气。

苍术二十两　桔梗十两　陈皮去白，六两　吴白芷三两　厚朴去皮，二两　枳壳麸炒，四两　官桂去皮，春夏用三两，秋冬用四两　芍药一两　白茯苓去皮，一两　当归二两　人参二两　川芎一两半　甘草三两　半夏洗七遍，一两　干姜春夏用一两半，秋冬用二两　麻黄去节根，春夏用二两，秋冬用三两

上各洗择净，焙干，除官桂、枳壳另杵外，诸药同为粗末，分作六分，于大铁锅内，以文武火炒令微赤黄熟为度，不可令焦。须是匀取出，以净纸衬，安板床下，候冷，勿令尘上侵，却入前枳壳、官桂末，和匀，密器内收贮。若阴气伤寒，手足逆冷，或睡裹虚惊，及虚汗不止，脉气沉细，面青，或手足冷，心多呕逆，宜入顺元散一钱，同煎，热服；或妇人产前胎不安，及伤腹痛，只依常法，以末二钱，水一盏，煎至七分服；如生产痛阵疏，及艰难，经两三日不生，胎死腹中，或产母顿无力，产户干，即入顺元散同煎，以水七分，酒煎数十沸，相次吃两服，其产母便省有力，其血气内和，便自有痛阵。胎死者不至三服，其顺元散多少，量产母虚实用之，神效；或是伤寒，遍身烦热头痛，每服更入葱白一茎，豉七粒同煎服之，连吃三服，出汗，阳毒不宜；或脾胃不和，内伤冷食，浑身疼痛，头昏无力；或痰逆；或胸膈不利，气壅；或多噎塞，饮食不下，及元气攻刺，两胁疼痛，及女人血海久冷，

月候不匀，走疰腹痛，及^①不行者，并如常法，前服顺元散。

顺元散

川乌头炮，去皮脐，二两　附子炮，去皮脐，一两　天南星炮，一两

上三味，同为细末，每服入前散子用之。

豆蔻散

和一切气，及疏转后，用之亦可。

肉豆蔻三个　官桂去皮，一分　川芎一分　香附子炮过，二十一个
零陵香一分　陈皮去白，一两　甘草炮，三分

上七味，同为散，每服一钱，水一盏，姜枣同煎六分，不
拘时，男妇老少并宜服之。

治项气方

猪靥于瓦上焙干，二七个　甘草一两　桑白皮一两　石榴根皮醋
炒，一两　刺椿根头皮一两　黄柏少许　腻粉一十五文

上七味同为散，每服二钱，以陈米饮调下，空心卧服，忌
生冷、油腻、动风物。

磁石丸

治诸气肿，大有妙效，次用补药。

羌活　陈皮　木香　泽泻　赤茯苓去皮　附子炮，去皮脐　槟
榔　白术　诃子炮，去皮用　肉苁蓉　椒红　上好磁石吸铁多者，烧
赤，入醋中，淬十次，细研，水飞过，至极细为妙　乌头炮　桑白皮另研罗
为末，不用筋淬　鳖甲醋炙令黄　官桂去皮　黄芪另研，取细末

上一十七味，各半两为末，用羊石子，或獭猪石子，去筋
膜，生，细研，和末再杵一二千下，如硬，更入酒，糊丸如梧
桐子大。焙干，空心日午，温酒下二十丸至三十丸。切忌房室，

---

① 及：墨海金壶本同，四库本作"经"。

并咸藏诸毒物，须至百日外。

分气丸

消滞气，利胸膈，止心疼，化酒食毒，治腹胁胀满。

荆三棱醋浸一宿，切作片子，焙干用　牵牛微炒　大戟细锉，炒令紫色，各三两　芫花醋炒，二两　甘遂槌碎，炒令黄色佳，二两　官桂去皮，一两

上同杵为细末，以醋煮糊，为丸如绿豆大，每服十丸，煎陈皮汤下，不嚼破，如大段腹胀，膨满气滞，如要行动，渐加丸数，并吃三两服，以微利为度。

搜藏丸

治结气。

硇砂　川乌头　官桂　干漆各半两

上捣为细末，用青州枣煨熟，取肉为丸如绿豆大。每枣肉一个，用巴豆五枚，一处同杵一二千①，每服五丸，木瓜酒下。

七圣散

治气。

厚朴去皮后锉细，用姜汁浸一宿，炒令紫黑色，四两　生姜洗净，细切作片子，日晒干，另炒令紫黑色，二两　甘草细锉，炒令紫黑色，二两　陈皮去白，炒令匀，六两　晒豆蔻炮后锉细，炒令匀，二两

上各炒了，更同炒令匀，同为细末，常服二钱，入盐少许点吃。忽患脾气等疾，每服三钱，姜二片，枣二枚，水一盏同煎，至六分，温服。妇人冷血气，亦宜服，忽气泻及气痛等疾，并宜服食。凡疏转后，并宜以此补治之。

---

① 一二千：墨海金壶本同，四库本作"二十下"。

补阴丹

治男子本脏气，妇人血气，一切气疾，及产后一切血脏病患，宜服之。

朱砂去石　硇砂去石　延胡索　木香　半夏汤浸七遍　芫花醋浸，炒黄色　斑猫去翅足，酒浸后，炒令焦黑止，各半两　川苦楝子醋浸，炒黄　荆三棱　海蛤　蓬莪术　大附子炮，去皮脐　舶上茴香　青皮各一两　肉豆蔻三枚　槟榔三枚

上一十六味，捣罗为细末，酒煮面糊为丸，如梧桐子大，每服五七丸。女用醋汤，男用温酒或盐汤下，空心临卧各一服。此药大健脾元，能疗小肠气，膀胱气刺疼痛，妇人产后，恶物不尽，变作血瘕者，并宜服之。

葱白散

治一切冷气不和，及本脏膀胱气攻冲疼痛，大治妇人产前产后，腹痛，胎不安，或血刺者，兼能治血脏宿冷，百骨节倦疼，肌瘦，怯弱，伤劳带癖，服久尽除，但妇人一切疾病，最宜服之。

川芎　当归　枳壳去白，麸炒　厚朴去白，姜汁炙　官桂去皮　干姜炮　芍药　木香　青橘皮去白　神曲炒　麦蘖炒　人参　蓬莪术醋浸一宿，焙　舶上茴香炒　荆三棱炮　苦楝子　茯苓去皮，各一两　干地黄一两　大黄半两。二味酌用　诃子去核，半两

上二十味，同杵为末，每有患者三平钱，常服之，只须用二钱，用大葱白二寸，分中擘破，用清水一盏，同煎至七分，然后入盐半钱，和滓热服，至方内诃子、大黄二味，或有用者，或有不用者，盖相度病状可入即入，不可入即不必入。盖此二味多不全用，若须入大黄，即服时不须更入盐也。

丁香煮散

治一切冷气攻冲，心胸不利，不思饮食，腹胁刺痛，口舌无味。

丁香一两三分 蓬莪术二两 荜澄茄一两半 枳壳炒令黄色，一两三分 藿香一两半 沉香一两 麝香半两 芍药半两 当归三分 诃子去核，二两 前胡一两 人参一两 京芎一两 木香三分 槟榔七个 豆蔻去皮，七个

上一十六味，同捣为末，每服一钱，水一盏，煎至五分，热服。大治吐逆，及酒后呕吐不止，胸膈闷，不思饮食。

沉丁煎丸① 又名荜澄茄丸。

治心腹冷气不和，绞刺疼痛，大效。

荜澄茄新者 沉香 木香 丁香 槟榔 肉豆蔻去皮 官桂去皮 当归净洗去土，切细，焙干 川苦楝子 高良姜 茴香炒 蓬莪术各一两

上一十二味，杵罗为末，用附子二两炮，乌头二两炮，另杵为末，用米醋五升，浸硇砂一两，经一宿，澄去砂石，以此醋煮附子乌头为糊，搜和前药末为剂，杵三五百下，为丸，如弹子大。每服一丸，细嚼，丈夫炒生姜盐汤下，妇人炒生姜醋汤下。有孕不可服，但腹诸疾，服之必瘥。

大阿魏丸

治男子女人一切冷气，霍乱吐泻，元气将脱，四肢厥冷，本脏气上，攻筑心疼，闷绝不知人事，及治伤冷伤寒，或气虚夹阴气伤寒并见，先此用，正真气。

阿魏以醋化入白面三两匙，同和为饼子，炙令黄，一两半 石菖蒲并以

---

① 沉丁煎丸：四库本作"丁沉煎丸"。

泔浸一宿，炒，一两半　厚朴去粗皮，以生姜汁涂炙，净，秤，三分　硫黄研如粉，一两半　槟榔　白术炒，各一两　诃子炮，去核，一两　桃仁麸炒，去皮尖，另研细，三分　青木香一两　干姜生，半两　附子炮，一两半　当归三分

上一十二味，除硫黄、桃仁外，同细杵为末，次入硫黄、桃仁，同研令匀，以稀面糊为丸，如梧桐子大。每服十丸，温酒盐汤任下，女人醋汤下，并用空心服。如常服即大壮元气，饮食驻颜。

理中丸

治一切冷气攻刺疼痛，心腹胀满，胃冷吐逆，脐腹撮疼。

阿魏用白面两匙，醋和作饼子，炙令黄熟，一分　荆三棱煨　蓬莪术煨　甘草炙　青橘皮去白　陈皮去瓤　干姜炮　官桂去皮　干木瓜　白术各一两

上一十味杵罗为末，用面糊为丸如樱桃大，以好朱砂为衣。每服一丸，嚼破，煎生姜木瓜盐汤下。如妇人血脏气攻刺，即用炒当归生姜汤，嚼下一丸。一切气痛，但服此药，必效。

顺气散

调顺冷气，解利伤寒。

吴茱萸洗净，春夏用一分，秋冬用半两　麻黄去节，一两　人参半两　甘草炙，一两　诃子煨，去核，秤，半两　厚朴去皮，姜汁炙，一两　陈皮去白，一两　干姜炮，半两　大黄三分　官桂去皮，一两

上一十味同为末，每服一平钱，水一中盏，姜二片，枣一个，同煎六分通口服。如外伤风邪，即先服此药三服，次吃发汗丸散，必效。

荜澄茄丸

治丈夫元阳虚，冷气上冲，心胸满闷，肠胁雷鸣，或多攻

刺，呕逆膨胀。

沉香　丁香　木香　舶上茴香各半两　乌药一两　白芷一两一分　胡芦根三分　荜澄茄一分

上八味，同为末，炼蜜为丸如弹子大。每服一丸，姜盐汤嚼下。

硇砂木香丸

治丈夫妇人一切冷气攻刺疼痛，或成积聚，隐见不常，发则疠刺。

巴豆去皮，以纸出油尽为度，另研，一两　硇砂另研细，后入巴豆，入诸药，半两　附子炮，去皮脐，一枚　官桂去皮　茱萸炒　舶上茴香　荆三棱炒　干姜炮　木香　丁香各等份

上一十味，同为末，用干柿一枚，洗过，轻蒸令软，和末，丸如绿豆大。取食利胸膈气，淡茶下十丸；女人血气及诸般气，艾酒下；丈夫脏腑气，葱酒下；化痰，津液下。酌其虚实，加减丸数。

七香丸

消化酒食毒，破心胸冷气，攻刺疼痛。

丁香二分　官桂一分　青皮半两　巴豆去皮膜，以纸出油用，二十粒　缩砂去皮，半两　木香一分　槟榔三枚

上七味为末，醋糊为丸如绿豆大。每服十丸至十五丸，姜汤、茶、酒任下。

胜金丸

治冷热气不和，不思饮食，或腹痛疠刺。

小栀子　川乌头各等份

上同生杵为细末，酒糊为丸如梧桐子大。每服十五丸，炒生姜汤下，如小肠气痛，炒茴香葱酒下二十丸。

沉香荜澄茄散

治一切冷气不和，及膀胱小肠气疾，常服即大妙，能补护，四十岁以上者宜服之。

荜澄茄　沉香　胡芦巴微炒　舶上茴香微炒　破故纸微炒　官桂去皮　川苦楝子炮，槌破，去核用肉　木香　紫巴戟穿心者。以上各一两　桃仁面炒，去皮尖用，二两　川乌头炮，去皮脐，半两　黑附子炮制，去皮脐用，四两

上一十二味，同杵为细末，每服二钱，水一大盏，入盐同煎至八分，温服。又小肠一切气痛，服之有效，如空心，入盐点半钱，热服。

诸积

救生丹

消酒食，化滞气，空利胸膈。

丁香一分　肉桂去皮，一分　大甘草炒存性，七钱　面姜烧存性，半两　木香一分　巴豆去壳，油煎令黑色为度，十五个

上六味，杵为细末，以酒煮面，糊为丸如绿豆大，茶酒送下三二丸。

硇砂丸

消久积食，治心腹肠满，胸膈不利，痰实胃噎。

硇砂好者，秤二钱，研　狼毒锉碎，醋拌，微炒干用，一两　巴豆去皮膜，以醋一升，煮令紫色，十五枚　鳖甲醋炙黄香，一两　芫花醋浸一宿，炒黄色，一两　干漆一两　硫黄细研，一分

上杵为细末，同和匀一处，煮面糊为丸，豌豆大。每服三丸，食后临卧，温生姜汤下。

万金丸

消化积滞，调三焦，空利胸膈，定气刺疼痛，腹胁胀疼，冷气攻痓，妇人血气，小儿夜啼，胃冷痰涎，并宜服此。

舶上硫黄一分　巴豆去皮，秤半两。二味同以生绢袋子盛，于浆水内，用文武火煮一伏时，放冷，另研极细　柴胡去芦，半两　附子炮，一两　干姜半两　陈橘皮去白，一分　桔梗一分　青黛半两　当归一分

上九味，同为细末，以面为丸如小豆大，每服二丸至三丸，温水下。妇人血气，醋汤下；小儿夜啼，常服一丸，温水下；水泻，生熟水下；血淋，地榆汤下；白痢，干姜汤下；痰涎并多，生姜汤下；一切气疾，煎生姜橘皮汤下，并不以时候服。

三棱丸

治积年五脏气块积滞。

荆三棱　石三棱醋醋浸一宿，取出切，杵为末，醋熬，成膏，二味　青皮去白　硇砂以温水飞过，熬成霜　厚朴去皮，姜汁涂炙　鸡爪三棱炮　巴豆出油，去皮膜。以上各半两　槟榔生用一个，炮用一个，二个　肉豆蔻去壳，一个　干漆炒，一分　木香一分

上一十一味为末，入于膏子内，和捣一千下，丸如绿豆大，每服五丸。如气痛，茴香汤下；脐下气块，神曲汤下；心膈气，禹余粮汤下；左胁块，柴胡汤下；右胁，木香汤下；血气块，当归酒下；血气痛，赤芍药汤下五七丸。

气针丸

治久积风壅，疏利滞气，空胸膈，止刺疼。

牵牛一半生，一半炒，二两　木香　青皮去白　川大黄微炮　槟榔各一两

上五味为末，炼蜜为丸如梧桐子大。每服十五丸至二十丸，

以温水下。

三棱丸

治积聚气块，及和脾胃，或心腹满闷噎塞者。

荆三棱擘破，以好醋三升，用文武火煮，令尽为度，勿于铁器中，三两
枳壳去瓤，麸微炒，一两　木香一两　青皮一两　槟榔一两　官桂一两，
去皮　甘草炮，二两

上七味同杵为末，每服一大钱，水一盏，煎至七分，去滓，
温服，如患在膈上，即食后服之。

膈噎

通关散

治五膈气，噎塞妨闷，遍身虚肿，涕唾稠浊，不下饮食。

麦蘖三钱　马兜铃三钱　诃子一枚　芫花浆水浸，微炒，三钱　朱
砂一钱　白丁香三钱　黄丹一钱　硼砂飞去砂石，二钱　白矾　铅白
霜各一钱

上一十味，同研，令至细匀，每服一钱半，入腻粉两文，
鸡蛋一个，去黄，只取清，调末，却入鸡蛋壳内，用湿纸裹，
慢火煨熟，放冷，烂嚼，腊茶汤下，临卧服之，来日，逐下黑
恶物，永瘥。如小可噎闭，依法服一钱，必效。

半夏散

治五膈气噎，心胸不利，涕唾稠粘，饮食进退。

半夏姜汁浸一宿，焙干，半两　厚朴去皮，姜汁炙，半两　枇杷叶炙，
去毛，半两　肉豆蔻去壳，一个　母丁香二十五枚　青丁香枣大，一块

上六味为细末，每服一钱，水八分盏，煎六分，和滓热服，
酒后服，尤妙也。

槟榔散

治胸膈注闷，噎塞不快，不思饮食，大治脾胃一切病，并肾膈气，醒酒化气。

槟榔　木香　人参　甘草炙　荆三棱擘破，煨　干姜炮　官桂去皮　青皮去白　厚朴去皮，用姜汤炙令香，黄色　神曲炒　白术米泔浸一宿，焙干，以上等份

上十一味，杵为末，每服点半钱，入盐少许。如患脾胃病，并肾膈气，每服一钱，入盐汤服，甚妙。

苹茇散

治噎疾。

虎头王字骨酥炙，额骨是也　苹茇微焙　人参　羚角屑以上各等份
上四味为末，每服二钱，温水调下，临卧、食后服。

卷 三

目疾

目者五脏六腑之精华，宗脉之所聚，肝脏外候也。脏腑虚实，风邪痰热所乘，风传于肝，上冲于目，故为病多矣。若血气充实，则瞻视分明，若荣卫虚损，则目多昏暗，风冷则泪出，劳热则赤涩，如久不愈，往往变为大病。其脏主血，足厥阴是其经也。

防风散

治风毒眼，暴赤眼。

菊花　防风　甘草　威灵仙　黄连　牛蒡子各三分

上杵为末，每服一钱。风眼，葱汤下；赤目，新汲水调下，日可二服。

拨云散

治风毒，眼目昏暗，翳膜遮障。

菊花　防风　白蒺藜炒令黄　羌活　柴胡去芦　甘草炙。各等份

上六味同为末，每服一钱半，水一盏，煎至六分，食后临卧温服之。

大明散

治一切风毒气眼，翳膜昏暗，眼睛涩疼，热泪时多。

蝉蜕　白蒺藜　川羌活　荆芥穗　黄芪　乌蛇皮各等份。蛇皮、蝉蜕二味，入罐子内，盖好口，洗般过

上六味同为末，研令匀，每服一钱，酒调下，日三服，神效。

芎羌散

治男女血风毒眼，昏涩赤烂，丈夫肾脏风毒气，眼痒肿疼。退翳膜，洗睛轮。

荆芥穗炒　牛蒡子炒　木贼　苍术生用。各等份

上用为末，每服二钱，煎荆芥汤点腊茶调下，日可三服，空心、日午、临卧各一服。

大效洗轮散

治风毒攻疰，眼目赤疼，大退翳膜，去瘀肉。洗风砂、铁屑、磁末，因入目涩痛。

仙灵脾叶去梗　秦皮　黄连　槐花各等份　生犀角镑少许

上五味同杵，研为细末，每服半钱，以新水调，澄清洗之，砂铁等，不三两洗①，自然退在水中。如风毒眼，即时每半钱，水一盏，煎至七分，放热洗之，每服可经三次。

青金丹

治丈夫女人一切风毒上攻，眼目赤肿昏涩，时发痒疼，或缘眶赤烂，冷泪频多，及气毒上攻，外障翳膜，赤筋瘀肉，并能理疗。小可暴赤眼肿痛，点之立瘥。

真铜青　蕤仁以水浸去皮尖，与铜青一处，浸二宿，去水，烂研　生

---

① 洗：原作"上"，据四库本改。

龙脑细研，半钱　生犀净水磨，纸上飞过，秤用　真珠母以水磨，控干，取下。秤四味，各一两　海螵蛸水飞过，干秤，半钱　白丁香以水研飞过，去滓，控干秤，半钱

上七味各研磨后，将铜青与蕤仁同杀，研如糊，次入白丁香研，次入下三味，后又杀研令匀细，用细香墨，浓研汁，于净器中，相度，和热为度，丸如绿豆大。每丸用儿孩子乳汁化点之，余者且以纸盖，如点时干，再入乳汁化之，未用者，常以生脑子，养在瓷器中存贮。

羌活散

治男子妇人小儿，远年日近毒气上攻，眼目昏暗赤涩，瘀肉生疮，翳膜遮障不明，及久患偏邪头疼，眼目渐小细及有夹脑风痛，多视黑花，但有此状，服药五日见效。

羌活　川芎　天麻　旋覆花　青皮　天南星炮　藁本以上各一两　牵牛子杵取二两末，余者不用，微焙干，六两

上八味，一处为末，后入牵牛末，和匀，取生姜自然汁煮，面糊为丸，如梧桐子大。每日食后，温酒、盐汤、米饮任下二十丸，日进三服，不翳、内外障及暴赤眼。

蝉蜕散

治眼目赤疼涩肿，兼生翳膜疮等。

蝉蜕　地骨皮　宣连　菊花　白术　苍术　牡丹皮　草龙胆以上各一两　甜瓜子半升

上九味，同杵为末，每服一钱半，瓜子、荆芥同煎汤调下，每日食后、临卧各一服。大治时疾后余毒上攻眼目，甚效，忌热面、牙豆、醋、酱等。

仙术散

治眼目翳膜遮障，昏暗。退翳。

苍术米泔浸，淘一两宿，一两　木贼一两　蝉蜕净泥秤，一分　谷精草一分　甘草炙，一两　黄芩半两　蛇蜕皮汤洗，焙干，滴油杵，一钱

上七味同为细末，每服一钱，空心临卧时，冷水调下。

磁石丸

治内外障翳，不问年远近，及中一切疾。

磁石三两，须烧令透赤，旋投淡醋内淬之。十遍后，捣筛过，入乳钵内，用水少许，研细泥，更入水，再研，倾于别器，要随水飞过后，于灰上，安纸箱子三五个，便将所飞过汁，都研动，匀入纸箱子内，着盆合，却一宿，取出后，纸箱内晒干，或焙干，与众药相和。　牛膝去苗头一寸，用酱水浸一宿时，以无灰酒煮，五伏以来，却晒干用之，一两　官桂削去薄皮，用之，一两　茯苓去皮用，一两半　巴戟去心用。无灰酒煮五七沸以来，却晒或焙干，一两　干姜炮制，去皮，一两　远志去心取上粗皮用，一两　地骨皮去赤皮侠白者，一两　附子炮，去皮脐，一两　苁蓉水洗三两遍，用无灰酒浸，两日后，更入烧酒，同煎三五沸来，湿切碎，拌和，诸药时入，同杵，熟为丸子，三两　黄芪去苗，一寸生用，一两　覆盆子去茎叶，择取子粒用，一两　防风去苗头一半寸，用，一两　柏子仁另研，用纸裹，压去，出油，一两　生地黄干者二两，水洗三五遍，细切晒干　鹿茸取上软者秤用之，用无灰酒煮十余沸以来，去大皮，焙干用之，二两

上药为末，炼蜜为丸如梧桐子大。一应丈夫女人所患者，不计年月远近，或障翳侵塞，或皮膜侵遍，空心，茶酒盐汤任下二十丸至三十丸，虽不睹三光，服之必效，忌动风炙煿物。

羚羊角饮子

治斑疮后，翳膜忽生，及风毒暴赤等眼。

羚羊角用一对，以索子扎，缚定一处镑，共取细末二两，再研如粉　车前子　决明子　防风　川升麻　绵黄芪　川大黄　黄芩　芒硝各二两

上九味，同研为末，每服二钱，水二盏，煎至一盏半。凡

欲服药时，先将药末，以水浸一宿，次日以此水并药同煎熟，却入磁瓶子内，用油单纸封系，垂在井中一宿，至次日取出，微暖动，临卧时，徐徐呷，不得就枕头睡，至明见效。如要急取功，即空心、日午时各吃一服。

秘金散

治自幼久患疳气上攻，眼目羞明、生翳，久疗不瘥；大人有翳膜遮障，但睛不损。

粗黄连　沙参　元精石　决明子各一两

上为末，每服半钱，用羊子肝一具，竹刀子切作缝子，掺末于内，以线系入瓶子内，用米泔煮熟，淡吃，每个作三服。

决明散

治青盲眼。夫五脏六腑之精气，皆上注于目。若脏虚，有风邪、痰饮乘之，有热则赤痛，无热则内生障。盖脏腑血气不荣盛于目，故外状不异，而只不见物，或加有痰热，则生翳如蝇翅状，覆在睛上。此方乃至人传授，大效。

石决明　草决明　青葙子　井泉石　蛇蜕　细辛　甘草以上各等份

上七味，修事皆不得犯铁器。仍须用木臼中，杵细，杵罗，然后用獭猪肝一具，去胆膜，净洗，沥干后，用竹刀子，随肝竖切作缝子。将上件药末，平秤一两，逐缝子掺入药末，毕后将麻线子细意扎缚了，却入生绢袋内牢缚定，用上锅子，或瓦石锅亦得，入淘米浓米泔煮之，更入青竹叶一握，枸杞根一握，黑豆三合同煮，肝熟为度，取出候冷，仍先饱吃。食后，方用竹刀子，逐片切吃，旋呷元汁送下。吃尽后，更吃豆无妨。久患者，不过三两具见效。切记合药时，须洁净敬信，不得犯铁器。服未有不验也。

洗头明眼方

凤眼草即椿树上固翅也，烧灰淋水洗头，依日洗之，经一年，明如童子眼，及加椿皮灰，尤佳。

上用正月七日、二月八日、三月四日、四月五日、五月二日、六月四日、七月七日、八月三日、九月二十日、十月二十三日、十一月二十九日、十二月十四日。

决明散

治眼一切疾。

石决明　草决明　丹丞明又名丹丞石　青葙子　白芷　甘草　黄柏　黄连　谷精草　龙骨　蔓菁草　枳实　牡蛎　枸杞子　蛇皮雄者五分，雌者五分。在草木屋上者，雄者；在土地并谓之雌者。以上各用一两　羌活　白蒺藜　蝉蜕　白附子　黄芪各半两　鱼子活水中生下者，半两，其子滑，硫黄水温温洗过　虎睛一个，切作七片子，每一度杵罗入一片子，用文武火炙干人，候杵罗时，一七遍了，尽筛罗为度

上药每服七分，五更时披衣，以陈茶清调下，日午临卧准前服之。眦小弩肉，细肿疼痛不可忍者，三五日见效。大段赤白翳膜遮睛，久不可见光明者，服一七日，减三五分，见物。至第二七日，取下眼中翳膜，如赤白浓胶，半月至三七日，其眼好安如不患时，复旧。若根枯死者不疗，活者通医。诀曰如何知活死？如有烦恼，伤酒色，遇风雨，眼中疼痛者，即是活眼也。若或有此，无泪不疼痛者，名为无根也，更不用此药。忌毒、鱼、面，禁猪肉、酒、色等。

辰砂膏

治一切眼疾。

白龙脑　乌鱼骨研极细，飞过用　川硝　真麝香　牛黄　牙硝　井盐　石胆各少许，惟石胆多于众药　朱砂明莹者，少许　腻粉一大两

上等均为细末，入白砂蜜，和令得所，以铜箸点之为妙。

通神膏

治眼生翳膜，赤脉，胬肉，涩、痒、痛、有泪。

白砂蜜四两　青盐一字　麝香一字　乳香　硇砂半字　当归半钱　黄连一钱　白矾半字，飞过

上八味，于乳钵内轻研破，于青竹筒内，煮半日，用绵滤去滓，瓷瓶内收贮，每点药时，瞑目少时，以温汤洗，翳膜等并退。

紫金膏

治外障，退翳膜，疗风毒上攻，眼疼赤肿，或睑眦痒烂，时多热泪，昏涩，大效。

槐嫩枝芽三十条，于中春采，窨干，收之，如若无收者，以嫩枝子亦可　龙脑少许　谷丹先细研过，炒，二大钱　宣连坚实者七枚子，各长可二寸半　乌鱼骨飞过，炒，二钱　白砂蜜四两　轻粉炒，三钱　乳香明净者，秤一钱许

上先将槐枝，并黄连，用雪水或井花水亦得，一碗半，入银石器内，慢火熬，及半盏许，去滓，次乳香研碎先入，又熬之。候如一茶许，却先将蜜熬去滓，放冷，却入前熬者膏子，及众末，搅匀，再熬，候金漆状乃成，入不犯水，瓷器内收之，每用少许点，大妙。

明眼金波膏

去瘀肉，洗翳膜。

宣连四两　蕤仁半两　杏仁四十九粒　金州柏三两。以上二味槌碎，以水二碗，浸一宿，于器内熬，取半碗，滤过

上先将杏仁去尖、双仁，以蕤仁于口内退皮，同杏仁研如粉，入前药汁内同熬，及一大盏，更滤过，入好蜜，及药九分，

入麝香一钱，白矾一字，飞过，硇砂一字，空青三钱，如无，只以生青代之，略槌碎，龙脑二钱，以绢袋子盛在药内，又熬，及一半许，于冷水内滴，直候药在水上不散，即成，用小瓶子一个，封闭令密，于饭甑上蒸三度，逐度，于井内拔过，及冷为妙。磁银器内收贮，点之如常法，治疗功能，卒不可述。

甘石膏

点眼昏花，视物不明。乌马儿监司经验方。

炉甘石研　代赭石谷醋淬七次，研　黄丹水飞，各四两　白沙蜜半斤

上将二石研为极细末，次与黄丹和合，用铜锅将蜜炼去白沫，更添水五六碗，熬沸，下煎药，以文武火熬，用一碗，用铜器搅，试将药滴水中，沉下为度，方可住火，熬成用夹纸四重滤过，用净瓷器盛贮，密封，不要透下尘土，恐点时瘾眼。如眼昏花，不时点之有验。

食膏

治眼目昏花。

井盐无，以青盐代之，五钱　诃子去核，一个　黄连去须，五钱　乌贼鱼骨去甲，二钱半　黄丹水飞，三两

上为细末，用好蜜一十两，熬去白沫滤净，入前药末于银铜器内，用文武火慢熬，用槐柳条搅成膏，紫色为度，用净瓷器盛贮。于地内埋一伏时，去其火毒，取出，每用豆大一块，温水化开，洗眼。

耳病

烧肾散

治肾虚上攻，耳内生疮，虚鸣及聋者。

磁石烧赤，醋淬十遍，细研，水飞过，一两　附子炮制，去皮脐，一两
巴戟一两　川椒去目及开口者，微炒去汗，一两

上四味，捣罗为末，每服用猯猪石子一个，去筋膜，细切，葱白、薤白各一分，细切，入药末一钱，盐一字，搅和令匀，以十重湿纸裹，于煻灰内烧熟，空心，细嚼，酒解，粥下，十日内见效。

如圣散

治水入耳内，脓出，疼痛，日夜不止。

箭竿内蛀末如有虫子，一处同研令细，用三钱　麝香一钱　腻粉一钱

上三味，一处同研细，每用先以绵杖子揾净，然后可三剜耳子深送，以棉塞定，如觉放扎，即是恶物也。要出去棉，侧耳，令汁①流出，依前，肿痛甚者三服瘥。

小膏子

治冻耳，兼疗湿癣。

丹参一两　黄蜡半两　豉一合　葱白五茎　清油三两

上先将油煎三两沸，次入参豉，煎令焦，即滤出，然后入蜡，匀搅，入磁合子内盛，每患即涂之，三两上，即瘥。

治油蜒入耳

川乌头三个　木鳖子七个　白矾五文　猪牙皂角一挺　夜明砂一文　白丁香一撮②　小儿衣带如无，耳内血三两点亦可，一个　乌鸡粪三两　黄丹三文

上九味，一处细捣为末，每服一字，酽醋调，灌入耳内，少时虫尽出。

---

① 汁：原作"汗"，据四库本改。
② 一撮：墨海金壶本同，四库本作"一挺"。

齿须发

齿牙者，骨之所终，髓之所养，手阳明支脉入于齿，若髓气不足，阳明脉虚，则不能荣于齿牙，为风冷所伤，故多疼痛。既不荣盛，因[①]结为虫，食于齿牙，则有孔，虫居其间，又相传受，余齿牵连疼痛，阳明既虚，则生壅热，热则血气妄行，故令牙齿宣露。

香脐散

治牙齿动摇，解骨槽毒气，却令坚牢。

香脐无香者，皮子是，细切，十个　牛膝去芦，细切，一斤　木律四两　郁李仁二两　秋熟出子黄茄子细切，二个

上五味，入铁臼内，捣成相著，握作团子，后入罐子内，上用瓦子盖口，留一小窍，用盐泥固济，烧罐子通红，候烟白色，即住，去火，以新土罨一伏时，取出，入麝香一钱，再同研细，每日早晨，揩痛处牙齿，候须臾，温水漱口，临卧，更贴少许，咽津亦无妨。《和剂局方》名麝脐散，无麝香，有升麻、细辛，用法并同。

渫牙散

治齿牙浮动，宣露疼痛。《圣济总录》名细辛散，木律作梧桐泪。[②]

荆芥去梗　细辛　莽草　升麻各一两　木律半两

上同杵为末，每服五钱，水二盏，入槐枝十数茎，盐二钱，同煎令浓，热含，冷吐。

---

①　因：墨海金壶本同，四库本作"固"。

②　《圣济总录》名细辛散，木律作梧桐泪：此句原脱，据四库本补入。

麝香散[①]

治大人小儿齿龈损烂及走马疳。

麝香研，一分　猪牙皂角烧存性用，三挺　腻粉十两　密陀僧一两
白矾二两　苦楝根白皮一两　绿矾同白矾杵碎，入铫子内，枯了用，一
两半　水银十两　黄柏一两

上杵为末，用无灰酒三升，熬成膏，患者先净漱口，涂之，
久患者，取药一匙，砒霜、粉霜末各一钱，拌，和匀使，妙。

黑散子

治牙疳及宣露。

藁本　升麻　皂角不蛀者，烧灰存性，各半两　石膏一两半

上四味，杵罗为末，临卧时，以手指蘸，揩擦齿上，微漱，
存药气。此散大能牢牙去疳[②]。

黑金散

乌髭鬓，兼治牙齿一切疾。

麻粃细杵，不用罗，二斤　地黄拣择匀停好者，然后晒干，三斤　皂
角不蛀肥好者，每挺截作三段，六挺　青盐杵碎，不用罗，三两　东引桃枝
柳枝　桑枝如大指大，各长一握，各十五截　墙头豆生者　马齿及盛时，
采一斤，采时不得令妇人鸡犬见，采到，即于净室阴干，拘数收用

上药，用一斗三升瓦罐子新好者，将前件药物，逐味分作
三处，逐一味一重重下于罐子内，药绝，用一新瓦片，可罐子
口盖覆，仍于盖子中心开一窍子，出烟，罐子周回，以好黄土
纸，筋泥固济，候干，于净房内，用炭火四向，慢慢烧之，须
是用火得所，烟尽，拨却火，塞眼子，却黄土焙一两宿，候
冷，取出药，其色如鸦羽。于瓷器内研细，切勿犯铁。更入升

---

① 麝香散：墨海金壶本同，四库本作"麝香膏"。

② 疳：墨海金壶本同，四库本作"臭"。

麻、白芷各一两，细研罗，入于末内，令匀，以瓷器内收，密封闭，逐渐取出一匙头许，亦以小瓷器内收。每日不以旦暮或食后，揩齿，表里精细耐烦揩之。悉令周回，即合口须臾，若不倦，久长用之，髭鬓自然黑润异常，牙齿坚白无脱落，口气香洁。合时切忌见妇人鸡犬。

揩齿七圣散

牢牙益齿。

白面四两　皂角不去皮子，锉碎，二挺　诃子一两　盐一两

上件一处，以面裹，用槐枝子烧，烟尽为度，后次入升麻、细辛各一两，同杵为末，每日早揩，须臾，漱口。

揩牙乌髭地黄散

歌曰：野客自仙乡，来呈变发方，南方采莴草，丙地取生姜，筒漆猪牙皂，乌麻及地黄，菟丝都七味，固济入瓷缸，火煅须连日，黄乌终夜长。药成将揩齿，功效实难量，不惟髭发黑，兼亦寿延长。

莴草　生姜切片，焙干　筒子漆　乌麻子如无，胡麻子代之　地黄　猪牙皂角　菟丝子

上各四两，入瓶内，以黄泥固济，火煅一日后，入地一尺二寸深窨，却三伏时取出，合子盛，露三夜，不得着日气，罗为末，如齿药用之。

乌髭鬓揩齿法

生干地黄好者，细切，十二分　升麻碎，一两　诃子研末，二枚　白盐花半分　麻粃末，四合，取一遍打者　粟馈饭一大合　朱砂细研，临烧时以沙牛粪调之，免飞上，一两

上件，都拌令匀，于一净沙瓶中盛，密封头，通身遍泥，阴干，七八日，待泥干，入炉中坐之，瓶四畔以炭火周回烧，其炭

续续添，尽七斤即住。其药以为黑灰，收之，并细为末，每日夜用之揩齿，一如后法。

揩齿法：欲使药时，用生姜一块，如杏仁大，烂嚼，须臾即吐却滓，以左手指揩三五遍，就湿指点药末，更揩十数遍，含汁不得吐，以两手取津，涂髭发。待辛辣定，即细细咽之。此药即兼治脚风、肠风下气、驻颜益齿，若能勤用，一生不白髭发，一百日却黑，赤者，五十日黑，用药二十日即便见效也，若能空心三遍用，更饭后用之，见效即速矣。

眩晕

头风眩晕者，由血气虚，为风邪所乘也，诸阳经脉上走于头面，因运动劳役，阳气发泄，腠理开疏而受风邪，头风之上头面多汗，恶风，甚则头疼、心烦闷。或因新浴发，中外风，亦为此病，久不瘥。眩晕，由风邪流入于脑，脑转而目系急，目系急，故成眩晕也。其脉寸口洪大而长是也，服大效香砂丸，必愈。

大效香砂丸

巴豆生，出油，去皮　生朱　乳香　细辛　当归去苗　丁香少许　官桂去皮，少许　龙脑五十文　麝香五十文　槟榔少许

上各等份为末，以水浸，蒸饼和为丸，如桐子大。发日，用好茶下一丸，须是当门齿，与冷茶嚼下，十年只用一粒，额上汗出，即瘥。

独活丸

治风毒气上攻，头目疼痛，昏眩不快。利膈化痰。

独活　川芎　甘菊各一两　干蝎炒，一分　防风一两　半夏汤洗，去滑，作饼子，炙，二两

上五味同为末，以半夏末用生姜自然汁一大盏，煮如膏，和为丸如豌豆大。每服七丸至十丸，荆芥薄荷汤下。

伊祁丸

治肝肾虚风[1]上攻，头旋，项筋急，眼有黑花，耳内虚鸣。

伊祁点醋微炒，半两　穿心巴戟糯米炒，候赤黄色，米不用　黑附子炮，去皮脐　羌活　沙苑白蒺藜慢火微炒，各一两

上五味同为末，炼蜜为丸如梧桐子大。空心盐酒，下十五丸至二十丸，食后临卧米饮下。

芎术汤

治冒雨中湿，眩晕，呕逆，头重不食。

川芎　半夏汤泡七次　白术各一两　甘草炙，半两

上㕮咀，每服四钱，水一盏半，姜五片，煎至八分，去滓，温服，不拘时候。

嗽喘

华盖散

治咳嗽，解表，滋润皮肤，调理，自然汗出。

麻黄不去节，三两　甘草一两　杏仁汤浸，去皮尖，二两

上三味，先以前二味为粗末，后入杏仁，研细，同拌令匀，每服三钱，水一盏，煎至七分，去滓服，日三服，即愈。

紫苏饮

治咳嗽，坠痰涎，润肺。

紫苏　贝母　款冬花　汉防己各一分

---

① 风：墨海金壶本同，四库本作"气"。

上四味，研为细末，每服一钱，水一茶碗，煎七分，温服。

款肺散

治寒壅相交，咳嗽不止，胸膈闷乱，痰涎并多。

麻黄去根节，炒，二两　贝母　桑白皮锉，炒，各一两　柴胡　杏仁去皮尖，炒，一两　糯米一两　款冬花去尘，炒，一两

上七味，新好者，杵为末，每服一大钱，水一盏，煎七分，不拘时，温服。

阿胶散

治久患咳嗽及劳嗽。

阿胶炒过，如无，以黄明胶四两代，亦可炒过用，二两　人参半两　杏仁去皮尖，二十个　黄蜀葵花一分　甘草半分　款冬花一分

上六味，同杵为末，每服二钱，早晨用糯米粥一盂子，入末，热吃，晚食前再服，如只用糯米浓饮调下亦可。

黑灵丸

治咳嗽不已，日久①年深，皆效。

羌活　独活各一分　巴豆三十粒，不去皮，半夏三十个，同入瓶子内，盐、泥固济，炭火三斤煅，取出，入前二味

上同杵为末，炼蜜为丸如桐子大。每服一丸，以后味药煎汤下。

马兜铃半两　官桂一分　甜葶苈微炒，半两

上三味，同杵为末，每服一钱，水一盏，煎至八分，下丸子，其余饮子，时时呷，令药香常在咽喉中。

华盖散

治上喘咳嗽，兼治膈热。

----

① 日久：墨海金壶本同，四库本作"日近"。

桑白皮　神曲炒　桔梗各一两　人参三分　百合三分　甘草炙

杏仁去皮尖，各半两

上七味同为末，每服一钱，水一盏，煎至六分，食后温服。

痰饮

辰砂丸

治上膈风壅有痰，结实如梅核，及稠浊者。

辰砂要真，半两　天南星半两　白矾半两　半夏齐州者，杵末以[①]

姜汁捣作饼，炙令黄，三两

上四味，杵为末，用生姜自然汁合和，为丸如绿豆大，每服十丸，以姜汤下，食后服。

坏涎丸

治痰涎壅盛，服药未退，头重心烦，饮食不下。

硇砂二分　寒水石猛火烧透红，好酒内淬五七遍，取出，半两　密陀僧一大分　定粉一大分　龙脑一分　水银一大分。将定粉放盏内，与水银同研，渐渐滴令似乳　半夏热酒荡一度，姜汁浸一宿，半两

上七味为末，用生姜自然汁煮，面糊为丸如绿豆大，研好朱砂度过，每服一丸至二丸，生姜龙脑水下，勿嚼。

人参半夏丸

坠痰化涎。

半夏一两　生姜取汁，先以汤洗半夏七遍，浸三日后，于日内煎干，切作片子，焙干用，四两　北矾研，一两　人参一两　赤茯苓去皮　天南星生用，半两

---

① 齐州者，杵末以：此六字原脱，据四库本补入。

上六味，同杵为细末，筛罗，以蒸饼水浸过，却用纸裹煨热，为丸如绿豆大。每日空心夜卧，用淡生姜汤下十五丸。开胃，生姜枣汤下。风涎，皂角一寸，姜三片，萝卜三片，同煎汤下。

旋覆花散

清头目，利胸膈，化痰涎，解上焦风壅，咽喉热疼，唾如胶粘。

菊花　旋覆花　桑白皮各三分　地骨皮一两　石膏一两一分　甘草半两　蒺藜去刺，一两

上七味杵为末，每服一钱，水一盏，煎七分，食后温服，此药兼治头风有效。

中金丸

治金化痰，辟邪养正，益津液，润肌肤，大进饮食，延年补气。

用苍术不计多少，以长流水浸七日，逐日一度换，仍以竹刀旋削去粗皮，切作片，别用无灰酒浸一宿，浸可于术上仄二指许，候渗酒尽，焙干为末，炼蜜和丸，如桐子大。每服早晨，茶、酒任下三二十丸，忌桃、李、雀、鸽。

丁香丸

治胃冷有痰。

半夏以水浸一七日，每日早晨换水，足取出令自干，二两　白矾半两　丁香一分

上三味，同为末，用姜汁合和，为丸如小豆大，每服五丸至七丸，盐汤下。膈上有痰涎，只用三服，坠下，立效。

半夏煮散

治胃冷有痰，呕逆，不思饮食，及中酒后，大宜服此。

半夏汤洗十度，十六分　木通十六分　前胡去头，六分　旋覆花去萼秤，五分　陈皮浸去白，六分　槟榔生杵，煎汤药成膏后，斟酌入，六分　官桂去粗皮，五分　枳壳面炒，五分　茯苓六分　白术六分

上一十味，锉罗为散，每服三钱，生姜三片，水一大盏，同煎八分，去滓，空心服，余滓再煎，日午服。

玉液散

治胃虚有痰。

半夏一两　生姜去皮，细切，二两　陈粟米拣令净，约重二两，一合

上三味，一处烂捣研，晒，焙干，罗为末。每服一大钱，水一盏，煎至六分，去滓温服。

霍乱

人参藿香散

治霍乱，定呕逆，止心腹刺痛，大进饮食，化痰益气。

藿香去土，二两　青皮　人参　茯苓　干姜　枇杷叶布拭去毛，炙令黄色，各一两　半夏以生姜六两，一处杵，作饼子，焙干，三两　草豆蔻去皮，六个　丁香半两　甘草炙，三分　厚朴二两，去皮

上十一味，同杵为末，每服一钱，水一盏，入姜枣，同煎七分，热服。

翻胃

小木香散

治翻胃病，全不下食，开胃和气。《胡氏经效方》作定胃散。

胡椒二十一粒　木香一小块　糯米一撮

上三味，同炒，至米熟为度，杵末，分二服，每服水一盏，煎至六分，温服。

定胃散

治翻胃吐逆。《仁斋》作温胃散，治久冷翻胃。

附子去皮脐，生切，作四块，一个

上用生姜半斤，以水一碗，同煮附子，汁尽为度，取附子焙干为末，每服一钱，冷米饮下，空心服。许叔微《本事方》名附子散，治翻胃。

顺气散

治平胃气，调进饮食。

甘草炙令黄，四两　白茯苓四两　白术八两　附子炮，去皮脐，二两陈皮去白，二两半　干姜炮，一两

上为末，每服一大钱，水一盏，入荆芥少许，煎至七分，热服。

癥癖

小三棱煎

治食癥气块，及小肠气、本脏气、肾俞气、膀胱气、五膈气、风痰、胃口冷、脾积气、食伤、冷气抱心、心腹胀满、吐逆酸水、五种虚疾、脾寒水气。

荆三棱　蓬莪茂洗净，各四两　芫花去枝叶，一两

上三味，同入一磁瓶内，用米醋五升，浸满药，封却瓶口，以炭火煨，觉微干，即取出。荆三棱、蓬莪茂，便杵碎，芫花另以余醋炒微焦后，同二味猛焙干，捣罗为末，用米醋煮面糊为丸如梧桐子大。每服三丸至五丸，用生姜盐汤吞下，妇人醋汤下。

通灵丸

治久患癖块，或因气不和，即发疼痛，胸多痞塞，消化痰痕，大效。

荆三棱　酸石榴大者，二枚　杏仁　苦葶苈　甘遂　大戟　大黄　巴豆　芫花　五灵脂各一两　盐豉　乌梅各二两

上一十二味，锉细，用水一斗二升，入药于锅内同熬，候水尽，就锅内炒令黄焦色止，取出，杵罗为末，更入木香、青橘末各一两，拌匀，醋煮面糊为丸，如小豆大。每服，姜汤下三五丸。心胸痞闷疼，橘皮汤下；吃酒食，饱闷，生姜汤或茶汤，温水下亦可。

三圣丸

治日久积年，血气癥癖瘕聚，诸药疗理不瘥，至效。

舶上硫黄一两　水银一两　硇砂去砂石，秤一分用

上三味，乳盆内滚研如粉，却以生铁铫内，用文武火熬熔成汁，以铁火箸搅令匀。一茶久，放冷，刀划下，以纸裹，入地坑内，埋一宿，取出，再研令匀细，却以赤芍药一分，当归一分，荆三棱一分，莪术一分，红花一分，并生用，细锉如法。酒一升，煎及一半，漉出于砂盆内研，生布挼汁再熬，放冷，入飞罗，面煮糊丸如绿豆大。若因产后伤于饮食，结伏腹胁，时发疼痛不可忍者，当归浸酒一升，逐渐取酒暖①少许下七丸或至十丸。若取磨癖块，空心温酒下三丸至五丸。所有药滓挼了，焙干为末，另入干地黄半两，真蒲黄一分，芫花一分，醋炒焦黄色，同研为末，以三圣丸所剩面，糊为丸，如绿豆大，治妇人血脏冷气攻冲，心胸疼闷，及一切血海疾，可常服，温

---

① 时发疼痛不可忍者，当归浸酒一升，逐渐取酒暖：此十九字原脱，据四库本补入。

酒下十丸。

木香硇砂煎丸

消癥瘕积聚，血结刺疼。

木香　大黄炮　荆三棱生用　巴豆去皮膜，不出油用，细研　官桂去皮　青皮去白　筒子漆炒　蓬术炮　附子炮，去皮脐　干姜炮，各一分　香墨一指节大，细研　硇砂以好醋一盏浸一宿，去砂石，半两

上将大黄末、荆三棱末、巴豆等三味，同于银石器内，以好醋一升，煎一两沸，次入硇砂，同熬成膏，次入诸药末，和匀，再入白，杵千百下，为丸如绿豆大，每服五丸。伤冷食、冷酒、冷水，结聚腹内，气块疼痛，用干姜汤或橘皮汤下之。夹食伤寒，白汤下亦可。粘食不消，成气块，即用煮面汤下。食牛羊鱼鳖肉，成气块不散，用所伤汁下。宿酒不消，血气不调，当归酒下。妊娠不服，要转，淡茶下。加至七丸，小儿三丸，常服一两丸。

水气

槟榔散

治水疾，及诸般气肿，大效。

白槟榔勿用大腹子，不得见猛火，煨令微黄，用半两　芫花醋拌令干泽泻　甜葶苈隔纸，于铫子内，炒令紫色　郁李仁汤浸，去皮，微炒　汉防己各一两　陈皮去白炒，半两　瞿麦只取花，用半两　藁本一分　滑石三分　大戟锉碎微炒，三分

上件细杵为末，每服一钱，用桑白皮浓煎汤，空心调下，当时取碧绿水，后如烂羊脂，即瘥，如未尽，隔日再服，看肿消如故，更不用服，如治水疾，忌盐一百日。

逐气散

治水疾。

樟柳根_{不拘多少，去皮，薄切，阴干，日晒亦可，为末}

上用黄颡鱼三头，大蒜三个，绿豆一合，以水一大碗同煮，以豆烂为度，先将豆任意吃后，却以汁调药末二钱，其水即化为气消也。

脚气

诃子散

治脚气疼痛，发肿，热闷，或上攻，或即吐逆，令人不觉。大抵地方多卑湿处多，厥状多般，有此疾。

诃子　大腹皮_{煨热，和皮用}　木香　汉防己　沉香　紫苏茎子干木瓜　羌活　芍药　杉木节_{各半两}

上十味锉为细末，分作十服，每服用水八合，煎至二合，去滓，通口服，每二服滓，并煎一服，兼大治风气上冲。

乌药散

治干湿脚气。

乌药_{一两}　莳萝_{二味炒令黄色，一分}

上同为末，温酒下二钱，若是干脚气，用苦楝子一个，柏浆水一升，煎至五合，调下，立瘥。

小便证

犀灰散

圣治小便涩，筒管内痛。《圣济总录》作蚕灰散。

用蚕退纸，不拘多少，烧灰细研，入麝香少许，和匀，每服二钱，米饮调下。

姜黄散

治血脏久冷，腹疼痛，小便浓白泔。

姜黄二两　大附子炮，一两　赤芍药半两　芫花醋浸过，炒令黄色，一分　丹皮一分　红蓝子半两　郁李仁去皮，一分　荆三棱半两　没药一分　木香一分　柳桂去皮，半两

上一十一味，同为末，每服一大钱，如腹痛，用当归、没药酒煎服，水七分，酒三分，同煎及七分，热服。

大便证

白豆蔻散

治脾胃气不和，止脾泄泻痢。

白豆蔻用仁，一半生，一半熟，二两　枳壳去瓤，以浆水煮软，麸炒令香止，半斤　肉桂去皮，二两　橘皮去瓤，炒，切细，二两　诃子去核，半生，半熟，二两　当归洗，二两

上六味，杵为末，每服一钱，水一中盏，姜枣同煎至七分，稍温服。如要丸，用好枣浆水煮，去皮核，细研，为丸如桐子大。以姜擘破，炒令黑色，入水，煎汤下十五丸。

小草还丹

补脾肾虚冷，止大肠滑泄。

根黄锉，炒令黑黄色，半斤　茱萸三两　青皮去白　萆薢　干姜　石榴皮各二两　厚朴姜汁炙，令黄香为度，一两半

上七味为末，醋糊为丸如桐子大。每服，空心米饮下三十丸，或嚼破，生姜米饮下。

保安丹

治脾元虚滑，及久患泻，服药未效，日夜不止，脐腹冷痛，及一切气刺气痛。《圣济总录》作保安丸。

附子炮　当归　陈皮去白　干姜炮，各一两　蜀椒去子　厚朴去皮，以姜汁炙令香熟　吴茱萸各半两　舶上硫黄另研至细，一分

上八味，同为细末，入硫黄末，和匀，以米醋和作剂，分为两团，另用白面半斤，裹上件药，令匀，如烧饼法。煨令面熟为度，面入白内，杵三五百下，丸如梧桐子大。每患一切气痛，及宿酒食不消，炒姜盐汤下二十丸。如患泻痢，米饮下。

丁香散

治脾泄泻。

厚朴去皮，用生姜汁涂，炙令香黄，半两　槟榔火煨过，一个　肉豆蔻去皮，面裹煨，二个　丁香焙干，二钱

上四味，同杵为末，每服二钱，用米饮煎三二沸，温汤服，以少许清粥饮冲下。

草豆蔻散

治胃口冷，吃食无味，及脾泄泻不止，兼大治酒后数圊如痢，心胸不快，不思饮食。

草豆蔻每个面裹煨，候面焦黄，去面用，半两　甘草炙，一两　肉桂去皮，一两　陈皮去白，一两　蛮姜一两

上五味，同为细末，每服一钱半，更入陈米末一钱，水一盏，枣二枚，同煎七分，温服，其滓，再煎服之。

橘皮煮散

治脾元气不和，泄痢不止，腹内雷鸣，气胀膨满，冷气刺痛，及解伤寒。

橘皮去白　白术各二两　诃子　干姜炮　官桂去皮　枳壳去瓤，

麸炒　木香　人参　甘草炙，以上各一两　草豆蔻去皮，七枚　厚朴姜汁涂，炙黄，一两半　槟榔五枚　半夏汤洗二十度用，二分

上十三味，杵罗为末，每服二钱，生姜三片，枣子二枚，水一盏同煎七分，去滓，温服。

神圣香姜散

治久患脾泄泻。

宣连匀锉如豆大，一两　生姜匀锉如黑豆大，四两

上二味一处，以慢火炒令干，姜脆、深赤色即止，去姜取出，只要黄连，研为细末，每服二钱，空心腊茶清下，甚者不过两服即瘥。

大圣散

治脾元脏，冷滑不止，腹痛绞刺，和阴气，进食。

川乌头生用，四两　益智仁三两　生干姜二两　青皮二两　茴香二两

上五味同杵为末，每服一大钱，水一盏，入盐一捻，煎至五分温服。如小肠气攻刺，急煎一二服，热吃。

诃子散

治脾胃虚冷，滑泄，不思饮食，和一切冷气。

诃子炮　厚朴姜汁涂，炙黄香　甘草炙　白术炒　草豆蔻肉炮　陈皮去白。各等份

上六味，同杵为末，每服一大钱，水一盏，入姜、枣同煎至七分，温服。

煨肝散

治脾元虚冷，滑泄不止，口内生疮，腹中冷，不思饮食，暖胃，消食，止泻。

苍术三两　缩砂去皮　柴胡去芦　厚朴姜汁炙，去皮　桔梗各一两

芜荑三分　桂心去皮，二分　陈皮去白　远志去心　北紫菀各半两
胡椒一分

上十一味，同杵为末，以细绢筛为散，每服以獖猪肝四两，切作片，每片用末一大钱，掺于肝上，入葱白、莳萝等，令有滋味，一重重布了，麸片裹之，煻灰火内煨令通热，面焦黄色即得，去面取肝，空心服之。其面可二分以来，或细切肝，以散拌和，如作角子，如常煿热食之亦得，并以薄米饮下之，忌生冷、毒物等。

如圣散

治肠风泻血，日夜不止。

车螯一合二个　皂角刺四十九个　硇砂　朱砂　乳香各一分。三味同研

上四味，入车螯，合内以蚯蚓泥裹，用炭火六斤，煅，火尽为度，取出，研为细末，空心，温酒调下一钱。

紫金膏

治肠风泻血，兼疗痔漏。

龙脑　麝香　滴乳香　雄黄　密陀僧以上五味各一钱　砒霜半分　朱砂　阿魏各一分　安息香一分

上乳香、安息、阿魏，以热水浸之通软，用大碗，中以乳石研令细，其有龙脑、麝香、朱砂、密陀僧、雄黄都研为末，其砒霜入绿豆粉二两同研，令细，更用巴豆三粒，去皮心膜，以水一大碗浸之，一日六度换水，取出后，用拾重纸出油，亦研细，与药都一处研匀，方入湿药中，全和，摊在碗中，俟通手，便丸之如豆大，空心好温茶下一丸。心痛水泻，生姜汤下一丸。食癥，面汤下。气痛，温酒下一丸，大妙。

乌金散

治远年近日，肠风，下血不止。

枳壳不计多少，烧成黑灰存性，便以盏子合定为细末　　羊胫炭不拘多少，为细末

上二件，用枳壳末五钱，炭末三钱，和令匀，用米饮一中盏，调下，空心服，再服见效。《十便良方》名黑龙散。

败毒散

治脾毒下血，脏腑疼痛，频往圊厕，后重弩咽。

槐花炒　　白矾烧及八分许，存性，二味等份，是生时秤

上二味，同为末，每服一钱，乌梅一个，水一盏，煎六分，去滓温服。

芍药散

治非时下血，及血刺。

赤芍一两半　　官桂去皮，三两　　甘草炮，半两

上药同为末，每服一钱，水一盏，生姜半斤，饧少许，同煎至七分，温服。

乌犀丸

治肠毒，下血不止。

用淡豆豉，大蒜，去皮苗，等份，一处杵，令和匀，可丸即丸，如梧桐子大，每服，盐汤下三四十丸，久患血痢，亦宜服之。

中毒

归魂散

解中药毒，烦躁吐血，口内如针刺者。

北矾一两　茶草一两

上二味，同捣为细末，作一服，以新汲水调之，立解。此药入口，其味甘甜，并不觉苦味者是也，必并服两服尽。五更初一服，如人行三五里，再进一服，当日见效，忌油腻、毒物。

万灵丹

解一切药毒，及蛊毒、金蚕等毒。

光明朱砂_{令人净洁面东，研一伏时，一两}　大天南星_{为末，生用，三两}　黄沙牛胆_{取汁，如无新者，阴干者用时，以温水浸软，温水调用，一枚}

上以胆汁和溲前二味，为丸，如皂子大，阴干，如有中诸毒者，但头肚未裂，皆可救疗，服时先取汁脚，以新水洗之，澄取清者半盏，入盐，磨化一丸，顿服，续以薄粥投之，以吐为度，其疾[①]永除。

保灵丹

解蛊毒，及一切药毒。方缺

----

① 疾：原脱，据四库本补入。

卷 四

胎产

大凡妇人怀孕，当入月即当预备所须，及合用汤药，仍知逐月吉凶方向①，免临时忽遽，以至不周，如产妇但腹痛而未腰疼者，即未产候也。凡生产有坐产、卧产，各须平正其身，不得稍有伛曲，即令儿生失道，如未是其时，切不可上草太早，及强喔气用力，冲击于儿，以致生疾。切忌，产时旁人不得挥霍，恐惊动产母，只可令一老成，并亲属人，扶持令行，或不能行，即须立且直，候儿逼生，方可得正产，或正卧，切忌上草太早，生病极多。子母才分，莫问儿女，速与童子小便一盏，及逐恶血药一服，不得令便卧，且候移时，背靠软物仰卧，立膝高揩，床头厚铺褥褥，遮障孔隙，免有贼风所伤，仍须三日内，常令产妇鼻内闻猛醋烟，以备血晕也。又不得教熟睡，频唤醒，缘气血全虚，恐生昏乱。凡在一七日内，唯频服童便、醇酒各半盏，煎令沸，放温服，日五七剂，及食白淡粥；二七日，食淡膂肉；三七日，渐食滋味。一月内，菜实、生冷、恚

---

① 方向：墨海金壶本同，四库本作"方面"。

怒、嗔愁，并皆不可，稍染微疴，即成大病。一百日内，气血未和，勿恃平宁便为无事，往往自恣，辄成大病。凡十二月，产帐及藏胎衣，但向月德月空上皆可，假令正月，即月德在丙，月空在壬，壬上坐产妇，丙上藏胎衣，如壬位不便，即于丙上安之亦得，但于集圣历日上检看，备详也！

藿香散

安胎和气，利胸膈，治噎塞阻食。

藿香　人参　茯苓　白芷　威灵仙　甘草　桔梗

上七味各等份，杵为末，每服二钱，水一盏，姜三片，同煎六分，温服。

阿胶散

治妊伤寒，安胎，出汗。

大独头蒜以秋瓜蔓裹了，外用黄泥固定，以炭火二斤，烧令通红，放冷打开，取出，细研。如未有瓜蔓，但只以瓜根半两代之，一个　羌活　独活　苍术水淘浸一宿，去粗皮，焙　紫菀　白术　人参　附子炮，去皮脐　阿胶以上各一分　甘草炙，半两

上一十味，都捣为细末，每服一大钱，水一盏，入连须葱白一寸，同煎至七分，温服，如人行十里许，连二服，至三服，末后一服吃了，便以冷水漱口一二十遍，漱罢，以衣微盖，汗出，大妙。

催生滑胎散

治疼痛。

槐子炒　麦蘖炒　贝母炒　滑石　当归炒。各等份

上五味同为细末，每于未产月十日前，每日空心，用温酒下二钱。

滑胎散

产前服。

牵牛子一两　赤土少许

上二味，研令极细，母觉阵频时，煎榆白皮汤，调下一钱。

又方

用腊月兔头脑髓一个，摊于纸上，均剪作符子，于上面书生字一个，觉阵频动时，于母钗子股上夹定，灯焰上烧灰，盏子盛了，煎丁香酒，调下。

治子死胎中方

黄明乳香不限多少

上于端午时，或岁除夜，收猪心血相和，研为丸如鸡豆大，以红绢袋盛，挂于门上，如患者，以冷酒磨下一丸。

备急丹

治产后恶血冲心，或胎衣不下，腹中血块等症。

用锦文新大黄一两，杵罗为末，用头醋半斤，同熬成膏，丸如梧桐子。患者用温醋汤七分盏，化五丸服之，须臾取下，亦治马坠内损者。

香桂散

治产后，脐下疼痛不止。《产宝诸方》作当归散。

当归　川芎各一分　官桂去皮，半两

上三味同为细末，分作三服，每服酒一盏，煎三五沸，更入童便少许，同煎至七分，温服，甚者不过再服必瘥。

金黄散

治产后恶血攻心，时发躁。

蒲黄半两　延胡索一两　桂心一分

上三味，杵为细末，每服一钱，用乌梅汤，放冷调下。

金花汤

治逐恶物，止腹疼。

桂心去皮　威灵仙　白芷　当归　牡丹皮各等份

上五味，同杵为末，每服二钱，煎面汤调下。大凡妇人产后，更须常体问产妇，如所出恶物多，即不须再三下之，过即血虚气极，烦闷晕乱而生病焉；如觉比常少，及不行，切须急攻之，缘血随气行，上掩于心，故令烦闷而心满急。二者为异，切在审详，盖产妇体虚，切不得妄乱进与汤散，如别无状候，但与调气治血汤散，最妙。

没药丸

治产后心胸烦躁，恶闷[①]不快。

没药　蛮姜　延胡索　干漆　当归　牛膝　牡丹皮　桂心去皮　干姜各等份

上九味，同为细末，醋煮，面糊为丸如桐子大，煎面汤，下十丸至十五丸，不拘时服。

延胡散

治产后血，渴不止。

延胡索　郁金　干葛　官桂去皮　青皮去白　枳壳各等份

上六味，并以好醋浸一宿，炙干，杵为细末，每服一钱，冷橘皮汤下，不过三服，瘥。

常山饮

治产后血海虚，乘热发狂，闷乱作时。

常山　石膏　大黄煨　甘草炮　鳖甲醋炙　柴胡去芦[②]

上六味各等份为末，每服三钱，水二盏，煎至一盏，放冷

---

① 恶闷：墨海金壶本同，四库本作"恶血"。

② 去芦：墨海金壶本同，四库本作"去皮"。

服，兼治室女体热，红脉不行。

芸苔散

治产后心腹诸疾。

芸苔以纸衬，炒　当归　官桂　赤芍药各等份

上四味为末，每服二钱，暖酒下，赶下恶物。

蓬莪术散

治产后血海气虚，腹脏疼痛，心胸痊闷，每遇红脉行，或多或少，及有块积者。

蓬莪术　当归炒　大黄纸裹煨，慢火煨，候纸黄色佳　桃仁去尖，麸炒黄色。各一两　桂心　芎䓖　牡丹皮　延胡索炒　木香　赤芍药各半两

上一十味，捣为细末，每服一钱，温酒调下，午前、临卧各一服。

大圣通真丸

马鸣退灰秤，二两　人参一两　甘草炮，二两　防风一两一分　当归炙，二两　芍药二两　桔梗三两　石膏研如粉，二两　白芷一两一分　干姜炮，一两　附子炮，一两　芎䓖一两　藁本一两　泽兰二两一分　白芜荑一两　川椒出汗，取红，三两　柏子仁一两　石茱萸醋炒，一两一分　蝉蜕炒，二两　苍术炒，一两　白薇一两　白术一两　厚朴入生姜汁涂，炙令香热，一两一分　木香　黄芪　牛膝本法原不用此三味，好事者加之，亦得，各一两

上二十六味，捣罗为末，炼蜜为丸如弹子大，每日空心，茶酒任下。疗八风、十二痹、寒气、乳风、血瘕；又治胎不安，子在腹中死兼疗，万无不效。如胎不安，服一丸便止。如娠时临月，日服一丸，至产不知楚痛，消去寒热。如产后复发恶露，中风兼伤寒，汗不出，以麻黄三分，去根节，杵末，酒煎下药

丸，汗出如多，更进一丸，便止。肠坚积聚，朝暮进一丸。阴中痛，月经不定，不过三丸，即瘥。又绝产无子，朝暮服之，辄因有子。四肢胀满，泄利呕吐，不能饮食，赤白痢，如因产，恶物积于大肠，中风，口噤不语，挑开口，研酒化一丸，灌之，即愈。男子女人万病，悉皆治之，言有所疗，说不具尽，若阻道途有疾，轻重以意服，兼治伤寒。

大圣散

治妇人产前产后一切疾患。大能安胎和气，或子死腹中，疞刺疼痛，产后血晕、血癖、血滞、血崩，劳血入四肢，应是血脏患者，并胎衣不下及伤寒呕吐，遍身生疮，经候不调，赤白带下，乳生恶气，咳嗽寒热，气撮四肢，室女红脉不调，并宜服之。如或子脏虚冷，频频堕胎，及孕娠后，乖违将摄，因依成疾，并可服之。若能常服，和悦颜色，血海安宁，饮食进美，举止康强；丈夫服之，亦疗五劳七伤。《苏沈良方》名泽兰散。

兰使嫩者，不用根，九分　白术米泔浸，切作片子，以麸炒，令黄色，三分　白芷湿纸裹，煨过，三分　人参三分　川椒只取三分红皮用，一两　厚朴去皮，姜汁炙，一两　藁本二分　桔梗一两　白芜荑拣择，只用仁子，七分　阿胶研炒令虚，别杵，半两　细辛一两　丹参三分　肉桂去皮，不见火，五分　生地干黄一两半　吴茱萸洗炒，四分　黄芪三分　川乌头炮，去皮脐，三分　卷柏不用根，四分　白茯苓一两　甘草炙，七分　石膏研细，水飞过，二两　五味子三分　柏子仁生用，一两　防风一两　当归七分　芍药七分　川芎微炒，七分　干姜炮，三分　白薇去土，二分

上二十九味，并拣择令净，分两为末，每日空心，以热酒调下一钱，如妇人一切疾病，但请服之，神妙。《苏沈良方》云：予家妇人女子，羸弱多疾者，服此药悉瘥，往往有子。

二十四味万灵丸

治妇人产前产后诸疾，并三十六种冷血风气等病。

人参半两 茯苓去皮，三分 当归 官桂去皮 吴白芷 细辛 木香 牛膝 左山寒水石 藁本 麻黄去节 甘草炙 兰香菜如无菜，只用子亦得 防风 桔梗 赤参 芎䓖 黑附子炮 蝉蜕去土，以上各半两 芍药 牡丹皮各三分 马鸣退炙，一两 沉香一分 石茱萸一分

上件，同为细末，炼蜜为丸如弹子大。每日空心，用酒化一丸。治八风，十二疝、乳中、风淋、血聚，并治胎不安。若死在腹中，不过三丸，生下死胎。生衣不出，一丸便出。产后，腹内绞痛，绕脐下如刀刺相似者，一丸便止。产前产后，赤白痢，并带下，及呕逆，心气烦满，服一丸，立瘥。如怀胎入产月，但一日一服，至生产时，不觉痛。产前伤寒中风，体如板者，用热煎麻黄汤，下一丸，立止。经信不通，或频并来，或白，吃食无味，瘦，恶作热，面赤唇焦，手足烦疼，遍身如黑点，生血斑，凡妇人一切疾病，但服此药，必有功效。

保生丸

治产前产后，血气风冷，及是妇人所患一切疾病，并皆理疗神验。

金钗石斛另杵，二分 秦艽 官桂去皮 干地黄 贝母 防风 糯米 甘草炙 干姜炮 细辛以上各一分① 当归 蜀椒去目 大麻仁 大豆卷即黑豆皮 黄芩以上各二分 石膏明净者 麒麟竭 没药 龙脑各一钱半

上一十九味，并须州土新好者，大分细捣罗为末，炼蜜六两，热，须入水一分同炼，令水尽，和药为丸，先杵五百下，

---

① 一分：四库本同，墨海金壶本作"二分"。

后，丸如弹子大。匀可成七十二丸，用汤使治病，状如后。产前产后，血气头旋身战，可用薄荷汤下。月信不通，当归酒下。赤白带下，温酒下。妇人临产难产，胎衣不下，子死腹中，横产倒死，死绝不语，但看头，热气在，取一丸，用芎枣汤，研灌口中，但入喉立苏，神妙。产后恶血不尽，脐腹疼痛，呕吐发热，憎寒烦闷，月候不调，或多或少，皮肤虚肿，产血不止，虚劳，中风，口噤不语，半身不遂，产前产后，赤白痢，大便秘涩，血渴，血晕，狂语见鬼，头痛，面色痿黄，渐成劳瘦，饮食无味。以上病状，并无灰酒研下一丸，服之五七丸，临产五脏不痛，男女易生，其神验难述。催生，当归酒下。产后中风血晕，生地、黄汁同煎十沸，研药一丸，灌之，立瘥。御风，但五日一度，烂嚼一丸，空心热酒下，或浴下，嚼一丸，温酒下。小儿天吊惊风，薄荷酒下，一丸分作三服。中风不语，身忽如板，用消梨好瓤，薄荷，同研，热服一丸，用衣被盖覆，但汗出，相次揭衣被，便当风坐卧，立瘥。其妇人身上一切诸疾，但只以温酒及当归、薄荷同研一丸，立瘥。《产宝诸方》云：忌生冷、油腻、鱼、鸡等物，汤酒入口，温热得所，但未产以前，与产后一腊，好依方合，一法《博济方》中用麒麟竭、没药、龙脑三味。近医者云：血竭、没药破血，产前不可服，若合，只依太医局方除此三味合之，分两亦同，产前后亦可通服也，初产作小丸服之。一法，初产了五七日间，气虚，蜜药才下，散胸隔间，恐发虚热，凡合一料，以糯糊丸半料，糯糊丸者，初产至两腊可服，丸如桐子大，分三十六服。

阿胶丸

治产前产后神妙。

真阿胶火炙令热为妙，四斤　蛇脱皮烧灰，一条　熟艾烧灰，半两

败笔一管，用头烧灰　大麦花少许，炙干，如无此花，以麦蘖上牙子代之亦可，为细末

上五味一处，研令细，以软粳米饭为丸，如鸡豆大，如丸时粘手，以少许面为丸。妇人有身，十个月满足者，有诸般疾病，用井花水磨下一丸。产后有病，用通灵散一字，醋汤磨下一丸。此药大安胎脏，如筑打着，及死胎在腹中，用醋汤下一丸。产前欬噎用千金散子一字，热水调下一丸。产前产后，被血冲心，用黄散子半钱，醋汤调下一丸。产后遗沥不止，用烧盐半钱，无灰酒下一丸。难产者，三日至五日，服此立下，用通灵散子，醋汤下一丸。如妇产时，衣先下，未见儿，足踏衣生，用通灵散子一字，调下一丸。如儿先下衣未见，须臾，用醋汤下一丸。如刺前后心，用通灵散子一字，调下一丸。如浆破后，经三五日不生，用黄散子一钱，酒调下一丸。产前产后痢，醋汤下一丸。血气，用艾枝煎汤下一丸。罂粟炒令黄为末，是千金散。真阿胶，炙令黄为末，是黄散子。蛇蜕衣烧灰为末，是通灵散子。

琥珀散

治产前产后血气不和，及一切疾。

当归微炒，一两　川芎一两　赤芍药二两　莪术煨，一两

上为末，每服二钱，空心温酒下。如腰腹痛，加陈橘皮一两，去白，干姜半两，炮，同和匀，如不吃酒，以水一盏同煎至七分，温服。

经气杂证

白薇丸

治妇人无子，或月水断续不匀，及上焦虚热，下部冷惫，

饮食减少，肢体黄瘁，凡有心腹一切疾病。《和剂局方》名小白薇丸，治妇人冲任虚损，子脏受寒，久无子息，及断续不产。此因上热下冷，百病滋生，或月水崩下，带漏五色，腰腹疼重，面黄肌瘦，或因产乳不能将护，路厕太早，或久坐湿地。并冷风从下入，血脏既虚，风邪内乘，或月水当行，失于调摄，伤动胞络，阴阳不和，上焦虚阳壅燥，下脏邪冷结伏，致使月孕不成，冷极伤败，月水不匀，饮食减少，夜多盗汗，面生黚黯，齿摇发落，脚膝疼重，举动少力，并宜服之。

白薇　干熟地黄　川椒去目，微炒去汗　白龙骨各一两　车前子　当归锉碎，炒　芎藭　蛇床子　细辛　干姜炮，各半两　藁本　白芷　覆盆子　官桂去皮　菖蒲　白茯苓　远志去心　人参　桃仁去皮尖，麸炒黄　卷柏各三分　麦门冬去心，焙，一两半

上二十一味，同杵为细末，炼蜜为丸如桐子大，每日空心及晚食前，温酒下三十丸。《局方》云：常服，壮筋骨，益气血，暖下脏，除风冷，令人有子。

鳖甲丸

治妇人月经不调，肌肉黄瘁，胁下积气结硬，时发刺疼，渐成劳状。

鳖甲去裙襕，醋炙黄　官桂去皮　荆三棱醋淬，急炒　川大黄煨　桃仁麸炒，去皮尖　丹皮　诃子皮　琥珀　牛膝　土瓜根各等份

上一十味同为细末，炼蜜为丸如桐子大，煎桃仁汤下十五丸，破血癥气块，尤妙。

桃仁煎

治月水不调，阻滞不通。

桃仁汤浸去皮尖、双仁，麸炒微黄，二两　川大黄二两　虻虫炒黑色，去翅足，一两　川朴硝二两

上四味，同为细末，用醋五升，入铜银铛内，以慢火熬成膏，可丸，丸如桐子大，当日晚不吃晚食，五更初，以温酒吞下一丸，不嚼破，至明日午际，取下如赤豆水，或似羊肝蛤蟆衣，其病下了，即一丸分作二服，未下再服，候鲜红即住服，仍以调气汤散补之。

延胡索散

治妇人血气走作，疼痛不可忍者，及月水不调，面色萎黄，吃食减少，及生产后诸疾，并皆治之。

延胡索生用　荆三棱生用　蓬莪茂酒浸少时　当归酒洗，焙干，各一两

上四味，同为细末，每服二钱，空心温酒下，如血气发甚者，及月水不匀，并用童便、酒、红花同煎调下，只三服，瘥矣。

当归煎丸

治妇人久积，血气时发，发刺痛，肌瘦力乏，月候不调。

川当归去土，二两　槟榔　赤芍药　牡丹皮　延胡索各半两

上五味，先将当归，用米醋一升二合，慢火熬成膏，入众末，和为丸如桐子大。每服二十丸，温酒下，空心日午服。

泽兰丸

治妇人血海虚损，肌肉黄瘁，吃食进退，月水不匀，四肢倦闷。《圣济总录》治乍多乍少，或断或续，或湛或浊。

泽兰一两　附子炮，一两　当归　牛膝　牡丹皮　芍药各半两　人参　陈皮　厚朴姜汁炒令香　蛇床子各一两半　黄芪　乳香　白术　苁蓉酒浸，炙　官桂去皮，各三分　川芎半两　远志去心，半两

上一十九味，同为细末，炼蜜为丸如桐子大。空心温酒下十五丸，米饮亦可。

沉香鳖甲散

治室女荣卫不调，经候凝滞，或时头目昏闷，上膈积涎，肢体不利，五心虚烦，饮食进退，多困少力。

木香一两　沉香三分　鳖甲九肋者一枚，净去裙襕，醋炙令黄香用，一两半　常山一两　当归一两　半夏汤洗七遍，去滑止，一两　官桂去粗皮，一两　柴胡去芦，一两　人参一两　白茯苓一两　槟榔三分　甘草炙　青皮一两　陈皮一两　生地黄一两

上一十五味，同捣罗为末，每服二钱，水一盏，又入生姜三片，同煎至七分，去滓，温服，空心、日午、临卧各一服。《御药院方》内有麦门冬一两，无官桂一味。

干柿煎丸

治冲任久虚，下漏不时，连年未止，变生多病，夜有盗汗，咳嗽痰涎，头顶多痛，百节酸疼，血海虚冷，面生黯黵，脐腹刺疼，全不吃饮食，日渐瘦弱，怀妊不牢，或无娠孕，并宜服之。

好干柿去盖，细切，十个　沉香杵为末，用好酒三升，浸沉香、柿子两伏时，银器中，文武火熬成膏，乳钵内研如糊，次入下诸药，一两　禹余粮石紫色者不用，夹黄烧通赤，入头醋内，淬十度，杵为末，研令细，入诸药内，四两　白术一两　吴茱萸汤浸一宿，去浮者，煨，火焙，一两　川乌头酒浸一宿，炮制，去皮脐，一两　干姜炮，半两　地龙槌碎去土，于新瓦上，慢火炒令黄色，二两　陈橘皮去白，一两

上七味，捣为末，入前药膏，和令得所，入臼内，杵一二千下，取出，为丸如桐子大。每服十丸至十五丸，温酒下，醋汤下亦可。如患多倦少力，全不思食，粥饮下。如欲妊娠，服不过两月必有，空心食前服。

人参荆芥煮散

治妇人血风劳气，攻刺疼痛，四肢无力，不思饮食，多困

黄瘦，胸膈痞满，经水不利，心多怔忡。

荆芥穗四两　柴胡去芦　秦艽洗去泥　肉豆蔻去壳　白芷　黄芪各二两　当归洗，一两　鳖甲洗净，醋炙黄　官桂去粗皮，各二两　蓬莪茂　芎𧄍　麦门冬去心　酸枣仁　海桐皮　芍药　人参　茯苓　甘草炙　干地黄　枳壳麸炒，去瓤　木香各一两　沉香半两　槟榔半两

上二十三味①，并杵罗为末，每服二钱，水一盏，生姜二片，乌梅二个，同煎至七分，温服，一日二服。如觉脏腑热，即空心服。小便多，即食后卧时服。如患有气块血块，立得消，亦治丈夫风劳病，其功不可尽述。

香甲散

治妇人血风虚劳，四肢少力，肌肉黄瘁，多困减食，遍身酸疼，真邪相击，心腹撮痛。

木香三分　鳖甲去皮肉，醋炙令香，二两　牡丹皮　赤芍　陈皮去白　官桂去皮　人参　茯苓　秦艽　柴胡去芦　白术　当归炒　熟干地黄　黑附子炮制，去皮脐，各一两　干姜炮，三分　甘草炙，半两

上一十六味，同为末，每服二钱，水一盏煎，入生姜三片，枣二枚，同煎至七分，去滓，稍热服。如烦渴心躁，更入乌梅一两，同杵为末。

大香甲散

治妇人血脏风虚冷气，肌肉黄瘦，饮食进退，经候不匀，心腹多胀，渐变如劳，补血海，调气。

沉香半两　鳖甲汤浸去裙襕，炙令黄香用，一两　柴胡半两　人参

---

① 上二十三味：墨海金壶本同，四库本作"二十四味"，组成中多桔梗一味。

半两　桔梗半两　茯苓　川芎　藿香叶,各半两　羌活　木香各半两　陈皮去白　牡丹皮　安息香各半两　当归半两　厚朴姜汁炙令香,半两　荆三棱炮,半两　官桂去皮　附子炮,去皮脐　牛膝各半两　桃仁汤浸,去皮尖,半两　和皮大腹子一分

上二十一味,各洗净,择,焙干为末,分一半,每服二钱,水一盏,入生姜、黑梅各少许,同煎至八分,温服,余一半更入。

干漆一分　阿魏半两　赤芍药一分

上同为末,炼蜜为丸如梧桐子大。每服二十丸至三十丸,空心,煎乌梅地黄汤下,与散子相间服。

金花散

治室女骨蒸热劳。

藿香　零陵香各一分　莲子心二分　延胡索　芍药　香白芷　川芎　当归　官桂去皮,各一分　晚蚕蛾二分

上一十味,同捣罗为散,每服,温酒调下一钱,一日二服。

枳壳饮子

治妇人手足烦热,夜卧多汗,肌肉黄瘁,经候不匀,四肢烦倦,心胸满闷,状似劳气。

枳壳去皮,麸炒,二两　半夏汤洗七遍,以生姜汁浸三宿用,麸炒令黄,一两　红芍药一两　柴胡去芦,一两半　黄芩一两半

上五味,同为细末,每服二钱,水一盏,生姜一块,擘破,枣二枚,同煎至八分,去滓,温服,候五心烦热及身体壮热、潮热退,方住服。

当归散

治妇人血风攻疰,百骨节酸疼,皮虚肿,筋脉拘急,或生瘾疹,寒热不时,饮食无味。

延胡索　当归　蒲黄炒　京芎　滑石炒，先研细　干地黄
天麻　地榆醋炒，焙干　肉桂去皮　泽兰　蓬莪术炮　赤芍药

上一十一味皆等份，唯地榆减诸药之半，各依法修制了，杵罗为细末，每服一钱半，温酒调下，或薄荷茶清调下亦可。如手脚冷，卒患血气奔心撮痛，炒生姜酒调下二钱。

牡丹皮散

治妇人血气攻疰，头目疼痛，遍身烦疼，口苦舌干，多困少力，或发寒热，状似伤寒。

牡丹皮　赤芍药各二两　川芎　羌活各一两半　甘菊　防风各二两　半夏汤浸洗七度，炒令黄，一两半　甘草炙，一两

上八味，同为细末，每服二钱，水一盏，姜二片，薄荷十叶，煎至七分，稍热服。

狼毒丸

治妇人血气攻疰，腰脚及背膊疼痛，四肢烦倦，麻痹，兼疗丈夫元脏风攻遍身痛，筋脉拘急，腰脚无力。

天南星　狼毒　海桐皮　黑附子炮，各等份。又一法，更加牛膝一味，焙用之，以酒浸一宿，亦妙。

上四味各用童便浸，安著盏子四只内，浸一宿，漉出，控干，杵为末，酒糊为丸，如梧桐子大，每日空心，以獖猪胆汁十余滴炒葱一根，签酒下二十丸，只酒亦可，如有孕不可服之。

牡丹皮散

治妇人脏冷，气不和，心胸烦闷，不思饮食，四肢无力，头昏，身体痛。

牡丹皮　芍药　白芷　干姜各一分　当归　延胡索　陈皮去白　官桂去皮　乌药　苦枝　红花　川芎各半两

上十二味，并生杵为末，每服一钱半，用生姜二片，酒水

各半盏，同煎至七分，温服。如初生产后，每日三服，一七日后，渐减服数，如服药后，腹内些小疼痛，请不怪，如吃至满月，永无病生。

赤芍药散

治妇人气血不和，心胸烦闷，不思饮食，四肢少力，头目昏眩，身体疼痛。

牡丹皮　白茯苓　赤芍药　吴白芷　甘草各一两　柴胡去芦，三两

上六味为末，每服二钱，水一盏，入姜枣，同煎至七分，温服，食后、临卧各一服。

胜金丹

治妇人血海虚冷，脐腹冷疼，肌肉黄瘦，饮食进退，时多困倦，四肢发烦，产前产后诸疾，但依法服食，大效。

大黄用米醋浸两宿，以竹刀子细切，于甑上蒸九度，研为糊，三两　地龙去土，醋内炒过，半两　芫花醋炒令黄色，于银器内炒，不得犯铁器，一分　蓬莪术炮，半两　川芎半两　当归半两　蒲黄　延胡索于银器内炒，半两　杜牛膝半两　官桂去皮　赤芍药各半两　干地黄以醋微炒，半两　刘寄奴略炒，一分

上十二味并同为末，倾入大黄膏内，搜和为丸，如鸡豆大，每日早晨临卧，用温酒化下一丸。如产后有疾，以炒生姜酒化下一丸，产后只用温酒化下一丸，月数未多，即且莫服此药。

黑灵散

治妇人远年血气甚者。

穿山甲半个　黑鲤鱼皮半个　小儿发半两　皂荚不蛀者，三钱

上四味，同入于磁瓶子内，用盐泥固济，先用文武火烧，次用大火煅之，令赤热，放冷，取出，研细，每服半钱，温酒

调下。

顺气木香丸

治妇人血气攻刺，手足疼痛冷痹，心腹久积，挣净刺，口吐冷涎，面目青黄色，发歇有时。

黄莞花一两　巴豆七个，用醋半碗浸一宿，铫子内煮尽醋，炒紫色　延胡索　秦艽　桑蛾各半两　官桂一分　木香一分

上七味为末，醋煮，面为丸如绿豆大，每服十丸，热酒下。

没药散

治妇人急血气，疼痛不可忍者。

没药　红花拣净　延胡索洗　当归洗，各等份

上四味为细末，每服二钱，以酒半盏、童便半盏相和匀，赤烧称锤，或小铃子，淬过后，调下，常服，只用温酒一钱亦可。

伏龙散

治妇人赤白带下，久患不瘥，肌瘦黄瘁，多困乏力。

棕榈不拘多少，烧灰，才火着，急以盆盖，阴令火住　屋梁上尘县长者，如无，以灶头上空虚者，抄于铫子内，炒令烟尽，于净地上放冷，出火毒　伏龙肝于锅灶[①]直下去取赤土，炒令烟尽用

上三味等份，研和匀，令入龙脑、麝香各少许，每服二钱，温酒调下，盐醋汤亦可，患十年者，可半，即瘥。

大琥珀丸

治妇人百病。

木香细切，微炒，二两　琥珀生用，二两　北亭以热汤化为水，澄去砂石，取青者，白瓷器内，熬成粉，一两　京芎炒，二两　官桂去皮，一两

---

① 灶：原脱，据四库本补入。

当归略炒，一两　白僵蚕拣直者，去丝，取净用生姜自然汁，于白碗内，焙干，一两　没药生用，一两　姜黄略炒，一两　蝉壳去土爪面，洗净用之，一两

上一十味，并依法修事，秤定分两，一处为末，别以乳香一两，用水磨尽，香在水内，入少白面为糊，丸如绿豆大，以好生朱砂一两半，麝香一钱，为衣，将朱砂、麝香末，分为三度，上之，贵色匀也。治妇人室女百病，常服五丸，温酒汤亦得；久病，十五丸至二十丸，日两服。赤白带下，煎荆芥酒下。经脉不通，虎杖、京芎、蜜同煎，酒下。心气痛不可忍，生姜醋汤下；上喘咳嗽，诃子、人参煎汤下。五劳，乌梅、鳖甲、葱白煎酒下。血邪发狂，磨刀水磨生犀下，用铅白霜亦得。四肢瘙痒，遍体生疮及五痔，何首乌煎酒下。血海积冷，腹中绞痛，食后气胀，腰脚无力，炒姜酒下。血晕闷乱，童便、酒各半盏，煎沸，放温下。血山崩，白艾叶煎酒下。临产作阵，血闭闷乱，胎息不顺，子死腹中，生衣不下，及要催生，并用生鸡子清一个，热酒调下。小产产后，败血奔心，口噤舌强，寒热发渴，头面浮肿，坐卧不得，百节酸疼，用生地黄、生姜汁各少许，入童便半盏，同煎三五沸，去滓温服下。产后中风，用川乌头二个，炮制①，去皮脐，白僵蚕少许，一处为末，酒煎半盏下。产后淋沥不止，口苦盗汗，干荷叶、阿胶煎酒下。头面及四肢肿痛，伸缩拘急，延胡索酒下。血癥结块，刺痛难忍，当归煎酒下。赤白等痢，热陈米饮下。有孕不得服之。

二十六味牡丹煎丸

治妇人血刺血疝上抢，血块走注，心胸疼痛，血海虚冷，脐下膨胀，小腹满闷，腿膝无力，血多血少，背膊闷倦，血皲

---

① 炮制：墨海金壶本同，四库本作"炮裂"。

裂，手足麻痹，身体振掉，腰脊伛偻，月经不调，或清或浊，赤白带下，血山崩漏，面色痿黄，身生瘾疹，腹内虚鸣，面生黔黷，手足热疼，并筋挛骨疼，两筋攀急，起坐托壁，腰背牵掣，舒卷不得。陈自明《管见良方》云：治妇人冲任本虚，小腹挟寒，或因产劳损子脏，风寒搏于血气，结生痕聚，块硬发歇，背项强急，手足麻痹，或疼滞涩闷血[1]，小腹疼痛，寒热盗汗，四体酸痛，羸乏少力，心多惊悸，不能饮食。

牡丹皮一两　黑附子包，一两　牛膝酒浸一宿，一两　龙骨细研，水飞过，二两　五味子生，一两　官桂去皮，一两　人参一两　槟榔二两　白术一两　白茯苓一两　当归一两　续断细者一两　木香一两　泽泻一两　延胡索半两　羌活二两　藁本去土，用细梢，一两　干熟地黄二两　赤芍药一两　干姜半两　山茱萸半两　干薯蓣一两　缩砂仁半两　石斛三两　草薢末，同炒熟，一两　白芷一两

上二十六味，并各州土新好者，洗净，令焙干，杵为细末，炼蜜为丸如桐子大。如是血热及夜多烦躁，不用附子、山茱萸、草薢、干姜此四味，却入柴胡、黄连、甘草、牵牛子四味，柴胡去苗一两，甘草一两，余各半两，为末，同和，每服十丸至二十丸，温酒下，醋汤亦可，空心、临卧各一服，不嚼，并无所忌。

惊痫

安神丸

治小儿[2]惊风搐搦，化涎镇神。

---

① 疼滞涩闷血：墨海金壶本同，四库本作"或瘀滞涩闭"。
② 儿：原脱，据四库本补入。

使君子以面裹于慢火中煨，候面熟为度，去面，只用使君子，两枚　水银结砂子，一钱　香细墨一钱　芦荟一钱　辰砂一钱　腊茶一钱　轻粉二钱　天竺黄半钱　青黛半钱　蝎梢三七个　乳香一钱　龙脑一钱　寒食面一钱半　真熊胆半钱

上十四味，同研令匀细，滴水和为丸如绿豆大，每服一丸，薄荷蜜水化下，如小儿稍觉惊着，化半丸与吃，若能常服，永无惊疾。

延寿散

治小儿惊搐不定，或因惊风，已经取下，此病再作，气粗喘促。

鸡舌香大者三枚　朱砂半钱　五灵脂一钱半　黄芪一钱半

上四味，同研为细末，每服半钱，用研糯米泔调下，如孩子小，只服一字。

神效龙脑膏

治小儿惊风搐搦，痰塞在心，戴眼直视，或眼不开，口噤，四肢或冷或热，大便或秘或泄。

生龙脑用柳木槌子研，以熟脑代，亦得，一钱　腻粉一分　水银用腊茶半钱，好酥一块，如枣大，以水银一处揩磨调和杀研之，半两　天南星先去皮脐，湿纸裹，熟灰内煨，炮，取去为末同研，二钱　石脑油冬天用半两，夏天用一分，将前末同研，候油入和调，硬软得所

上四味为末，以石脑油和丸如绿豆大，一岁、二岁、三岁、四岁一服一丸至二丸，煎乳香汤下，不得化破，服后，三五顿食久，取下恶物痰涎，大有奇功。

桃红丸

治小儿慢惊，坠涎安虫，其状多因久患脾胃虚弱，风邪中入而作此疾。

绿矾一两半　赤脚乌半两

上二味同为细末，作稠面糊为丸，如绿豆大，每服用温米饮下三丸，次吃补虚丸。

补虚丸

新罗白附子汤洗，去皮，一两　大半夏一两

上二味，各用白汤漫三日，每日换水三度，取出，焙干为末，以生姜自然汁着两钱姜末煮糊，和为丸如绿豆大，每服三丸，温粟米饮下。

牛黄朱砂丸

治小儿慢惊风，搐搦，及天瘹似痫者。

蝎梢二七个　牛黄半钱　麝香半两　雄黄少许　朱砂一钱　黑附子尖三个　巴豆好者，灯上烧令皮焦，剥去皮，用肉，一粒

上七味，一处研，令匀，如粉，以蒜蒸饼和为丸，如萝卜子大，浓煎荆芥汤，下一丸，以衣被盖，少时汗出，可愈。如天瘹搐搦，开口不得者，便用若柳草蒜入盐同杵，涂药一丸在儿后心上，以前蒸蒜下饼子盖之，用手帕子系定后，更服一丸，化破，入麝香少许，以煎汤下之，觉内蒜气，浑身汗出，立愈，用端午日合，忌鸡、犬、妇人见。

如圣青金丸

治小儿体热，忽发吐逆，夜惊啼，荏苒不解，或秘或泄，变成慢惊，或为疳疾等状。定搐搦，疗疳病，坠痰涎，镇心神。

龙脑一钱　麝香一分　香墨一钱半　腻粉一钱　白面三钱　使君子以白面裹，慢火煨令熟，两个　金箔　银箔各一十片，如无，少用　青黛二钱

上九味同研令细，滴井水和丸如鸡豆大，患慢惊，用薄荷水化下一丸，服讫，须臾便睡，睡立愈，后更服两三服，如些

须小惊者，及急惊，只服半丸以下，慢惊随大便取下涎一合以来，神效。

睡惊丸

治小儿慢惊风，身体壮热，手足微瘛。见栖真子《婴童宝鉴》。

白龙脑　朱砂末，各一钱　香墨末　青黛末　芦荟末，各一钱　腻粉一钱　使君子二个

上件以寒食面为糊，丸如桐子大，用薄荷水化一丸。

厚朴散

治小儿外伤风冷，解肌。

厚朴去皮，以姜汁涂，炙令香　苍术　陈皮去白，各一两　干姜三分　甘草半两

上件同为细末，每服一钱，水一盏，入生姜二片，枣一枚，同煎至六分，热服。

铅白霜丸

治小儿惊风，伤寒，四五日未得汗，摇头扑手，上窜，多啼叫，不睡，吃水无休。

铅白霜半两　山栀子一两　甘草炙，半两　马牙硝　朱砂　人参　天竺黄各半两

上七味为末，炼蜜为丸如桐子大，每服一丸，冷热蜜汤化下。

青黛丸

治小儿惊食哽气。

青黛一分　木香　豆蔻　槟榔各一分　麝香一钱　续随子去皮，一两　蛤蟆烧存性，三个

上七味同为细末，炼蜜为丸如绿豆大，每服五丸，薄荷汤下。

紫霜散

治小儿惊涎壅热，睡中惊搐，惊叫，解心脏，安神魂。

朱砂好者，一两半　铁粉半钱　铅霜一钱　天竺黄一钱　龙脑半钱。
以上五味，并同细研　甘草炙，一钱　人参一分　使君子面裹，煨，一钱

上后三味先研为末，细罗了，却入前五味，同研令极细，和匀后，以银器或新瓷器内贮之，服一字，蜜水调下，看小儿大小，加减用之。

真珠丸

治小儿惊热有痰，及多温肚①，夜卧不稳，吃食过多。

天南星研末，一钱　巴豆去心膜，以水浸一宿，研细，不出油用，二十四枚

上二味先研巴豆，令熟，次下南星，以糯米粥和为丸，如绿豆大，随儿年岁服之。泻痢，用米饮下。取食，葱汤下，如膈上有食，即吐出，如在中脘，即泻下。惊悸，薄荷荆芥汤下。

金化散

治小儿惊热，化痰利膈。

川大黄湿纸裹，煨　干葛　甘草炙　川甜硝另研细，各等份

上同为细末，每服半钱，水一盏，煎至六分，食后温服。

小朱砂丸

治小儿惊积，镇心脏，化痰涎。

朱砂研细，一钱　巴豆去皮膜，出油尽，三十粒　半夏汤洗七遍，研为末，炒，二大钱　杏仁去皮尖，五枚

上四味同研为细末，以面糊和丸如绿豆大，二岁只服一丸，荆芥薄荷汤下，三岁加一丸，五岁服三丸。如有惊伏在，即行

---

① 温肚：墨海金壶本同，四库本作"温壮"。

尽仍旧药出，如无惊，药丸更不下，甚妙而复稳。

辰砂丸

治小儿壮热，惊积在内，壅并痰涎，及奶癖取虚，中积转惊。

辰砂一两　定粉半钱　粉霜一钱半　腻粉一钱　麝香少许　白丁香半字

上六味，同研为细末，用粟米饭，和为丸如绿豆大，捻作饼子，慢火内微炮，令紫色，用粟米饭饮化下一丸，微利为度。

钱汤丸

治小儿惊积壮热。

猪牙皂角灰一钱　朱砂一钱　天南星末半钱　滑石末，一钱　轻粉好者，一钱　巴豆去皮尖，二十四粒

上六味同研至细，以寒食面为糊，和丸如绿豆大，每服一岁、二岁二丸，三岁三丸，煎钱汤下，临卧服。

延寿丹

治小儿惊痫，及大人卒中恶风，涎潮昏重，口眼歪斜，四肢疼曳，口噤不省，大效①。

辰锦砂　腻粉　铁焰粉　白附子各二两　蛇黄用醋浸少时，以大火煅过　大附子炮，各九两　天南星生，净洗　羌活　巴豆捶碎，用新水浸，逐日换水，浸七日后，以纸裹，压出油　牛膝酒浸，焙　蝎梢各三两　生金　生银各另研，一分　麝香　真牛黄各另研，一两一分

上一十五味同研，和为细末，以蜜和粟米饮，搜和为丸，如鸡豆大。每中恶风疼缓，及五般痫疾，薄荷酒磨下一丸。老

①　四肢疼曳，口噤不省，大效：此十字原脱，据四库本补入。

人半丸，小儿惊痫，十岁以上，一丸分四服，四岁以下，一丸分五服，新生孩儿，一丸分七服，并用蜜水磨下。如中风者，发直，面如桃花色，口眼俱闭，喉中作声，汗出如油，及汗出不流，多要下泄或泻血者，并是恶候，更不用服，唯口噤眼开者，药下，立瘥。如患缠喉风，壅塞，气息不通将绝者，急化一丸，生姜薄荷酒下，必效。

双丸子

治小儿瘫痪，一切风痰伤寒，小儿惊风等。

天麻轻炙　天南星炮　蚕蛾　生犀末　朱砂另研　羚羊角末　藿香叶　白檀香　蝎梢须是锋全者　乌蛇酒浸去皮骨，轻炙　零陵香一钱　天雄尖　麝香各半两　牛黄一分　雄黄一钱　狐肝一具水煮，薄切，焙干另杵　乌鸦一只，去嘴爪肠肚，于瓦罐内，烧为灰，另研，罗入诸药末内

上一十七味，并拣择净，分两秤足，依法修制，捣细，研令匀，炼蜜和，硬软得所，却于石上捶三百下，用埚器盛，每服二丸，薄荷汤下，大人白豆大，小儿绿豆大，卒患，并三服。瘫痪中风，用腻粉三大钱，水调，同药化下。小儿惊风，金银薄荷汤下。妇人血风，并产前产后中风，手足拘挛，当归红花酒下，伤寒，豆淋酒下三五丸。

透冰丹

治一切风毒上攻，心胸不利，口舌干涩，风虚痰壅，不思饮食，及风毒下注，腰脚疼痛，脾虚体黄，肾败骨弱，疏痰利膈，治瘫痪等一切风疾，小儿惊风。

川大黄　益智子去皮　茯苓　茯神去皮木　蔓荆子去花叶　威灵仙去土　天麻　仙灵脾去梗　吴白芷　山栀子七棱，小者为上，去皮，各一两　麝香另研，一分　细墨一分，另研。太医局方烧用，醋淬，研

川乌头四两，生用，去皮脐，太医局方用河水浸半月，三日一换水，切作片，焙干，盐一两，炒黄去盐

上并生为末，入麝香、墨拌匀，蜜搜和，入臼内，杵一万下，丸如桐子大。每服，薄荷汁温酒下二丸。如卒中，研四丸，用皂角、白矾温水下，立效。瘫痪风，每日服三五丸，常服一丸，茶酒任下。小儿惊风，入腻粉少许，薄荷汁化半丸，灌之。瘰疬，葱茶清下一丸，忌动风、毒物。

神宝丹

治大人小儿一切风疾，但服此药，无不应效。

自然铜半斤　金星矾石　禹余粮石　石膏以上各一两

上四味，用炭火煅通赤，倾在酽醋内淬，如此凡一七度，放干后，都捣罗为末，入在磁盆内，以汤淘洗二十度，候浮尽，上面黑汁澄净了，只收在底真实药，于瓷器内慢火逼尽水脉后细研，乃用诸药如后。

蔓荆子　威灵仙　茯苓　天竺黄　天仙藤　白僵蚕　铅白霜　蚱蝉去毒尖，炒　白蒺藜　旋覆花　莽草　犀角锉　半夏汤洗，去涎七度，面炒令黄色　藿香以上各一分　桑螵蛸　瓜蒂各二七个　赤小豆四十九粒　人参　槟榔半生半熟，各半两　剑脊乌蛇酒浸去皮骨，炙黄，用肉，一两　真虎骨酒浸，炙黄，一两　白龙砂以白犬，先系定，将粟米喂三日，取其第三日粪，淘取粟米，焙干用之，一两

上件修制，捣罗，再用下项药。

好朱砂飞，一两　牛黄　龙脑各一两　麝香　腻粉　乳香各少许

上六味，研如尘，用前药搅和令匀，用槐胶水煮面，糊和得所，入铁臼捣熟，丸如弹子大。焙干，每一粒，豆淋酒磨下，作十服，每五服后，浸皂角水磨下，服之，小儿患，量大小以意加减与服，用薄荷金银汤磨下，神效不可具述。

神效雄黄丸

治小儿五般痫，牛痫即牛声，马痫即马嘶，狗痫即狗吠，羊痫即羊鸣，鸡痫即鸡鸣，五痫病者，五脏相引，邪气盈，起寒厥，反张，手颤，口吐涎沫，须臾如苏，复作。此方与钱氏五色丸同，但《博济》水银用八分耳。

五色丸

朱砂研[①]，半两　　水银一分，一作二两　　真珠研末，一两　　铅同水银熬，三两

上炼蜜为丸如麻子大，每服三四丸，煎金银薄荷汤下。

疳积

金瓜丸

治小儿疳热，身多壮热，黄瘦，久服，肥孩儿，解肌。

黄连　黄柏　甘草微炙　青皮去白，各等份

上四味，同为细末，研，入麝香少许，和匀，以貒猪胆和，却入胆内盛，用线子系定，于石器内，浆水煮五七沸，取出，风头钓一宿，取出为丸如绿豆大，每服五七丸，米饮下，渐加至十丸。

至圣青金丹

治小儿一十五种风疾，五般疳气，变蒸寒热，便痢枣花粪，脚细肚胀，肚上青筋，头发稀疏，多吃泥土，挦眉毛，咬指甲，四肢羸瘦，疳蛔咬心，泻痢频并，饶惊多嗽，疳蚀口鼻，赤白疮，疳眼雀目。此悉皆治疗，入口大有神效。

---

① 研：原脱，据四库本补入。

青黛_{上细好者，研，二分} 雄黄_{研，二分} 龙脑_{研，少许} 熊胆_{用温水入化药，一分} 胡黄连_{二分} 麝香_{研，五分} 蟾酥_{一皂子大} 水银_{一皂子大} 铅霜 白附子_{二枚} 芦荟_{研，一分} 朱砂_{研，一钱} 腻粉_{一分}

上十三味，细研，杵罗为末后，再都入乳钵内，细研令匀，用獭猪胆一枚，取汁熬过，浸蒸饼少许，为丸如黄米大，曝干，于瓷器内收密封，或要，旋取，每服二丸，各依汤使，如后。小儿患惊风天痫，戴上眼睛，手足搐搦，状候多端，但取药一丸，用温水化破，滴入鼻中，令嚏喷三五遍后，眼睛自然放下，搐搦亦定，更用薄荷汤化下二丸。久患五疳，四肢小，肚高，捋眉吃土，咬指甲，发稀疏，肚上青筋，粥饮下二丸。小儿变蒸寒热，薄荷汤下二丸，化破服。小儿久患泻痢，米饮下二丸。小儿久患疳蛔咬心，苦楝子煎汤下二丸。小儿患鼻下赤烂，口齿疳虫并口疮等，用儿孩子奶汁，研二丸，涂在患处。小儿患疳眼雀目，用白羊子肝一枚，以竹刀子批开，纳药二丸，在羊肝子内，以麻缕子缠定，用淘米泔水内，煮令熟，空腹吃下，仍令乳母常忌毒、鱼、大蒜，鸡、鸭、猪肉等。此药，小儿常隔三两日吃一服，永无病，不染横夭之疾，凡有患，但与服，必有功效。

蚵蚾黄连丸

治小儿疳食气，头面虚肿，腹内泄泻，面色痿黄，头发作穗，心腹胀满，肚上青筋。

疥蛤蟆_{洗去腹肚，以酒浸，炙令黄香，即住火，用，十枚} 木香_{一分} 胡黄连_{半两} 黄连_{半两} 沉香_{一两} 丁香_{一分} 麝香_{少许} 干姜_{烧存性，用，一钱} 木鳖_{烧令烟尽，用，半两} 巴豆_{以水淘，洗去心膜并油，并以纸裹，用重物，压去油，再研如面，止，二十二粒}

上十味，细杵罗为末，以水浸蒸饼，为丸如萝卜子大，空心临卧米饮下丸，三岁以上二丸至三丸，忌黏滑物。

方

治小儿走马疳，蚀透损骨者，及小可攻蚀，用之必有效。

用大天南星一枚，当心剜作坑子，安好雄黄一块在内，用麦面裹，火内烧，候雄黄熔作汁，以盏子合定，出火毒，一宿去面，研为细末，入好麝香少许，扫在疮上。

秋霜散

治小儿走马疳，蚀唇颊，齿牙浮动宣露，口臭，至妙。

信砒一分　粉霜半钱　腻粉半钱　麝香少许

上四味，同研令细如粉，每用时，以指头拈一粟米许，揩在患处牙龈上，立效。

麝香丸

治小儿疳热，化食压惊。

麝香　青黛　雷丸　鹤虱　管仲　黄连各一两　扁豆油煎去皮，一十四个

上七味，除麝香、青黛外，一处杵罗为细末，于乳钵内，再研和匀，用獭猪胆汁和，蒸饼为丸，如绿豆大，每服五七丸，空心、日午米饮下，看儿大小加减，如常服，尤妙。

青黛散

治小儿疳热，杀虫。

青黛好者，细研，半两　宣连为末，一钱半　苦楝根细切，炮干，为末，三两　雄黄另研，一分　朱砂好者，另研，一分　夜明砂另研，半两　川大黄细锉，蒸三度，焙干为末，取用，半两　麝香另研，一钱　芜荑另研，半两

上九味为细末，每服，看儿大小服一钱半钱，如若用蜜水调下，日再服，米饮调下亦可，此宜常服。

万金散

治小儿疳蛔咬心痛，面伏地卧，口吐清水痰涎。

白槟榔半分　苦楝根　石榴根皮　鹤虱　藜芦

上五味同为末，空心热茶调下一钱，更临时看儿大小加减药，忌饧糖粘滑食。凡疳在内即胀涩肚胀，痢色无定，或如靛青，日渐瘦弱，此乃内疳之候。若鼻下赤烂，自揉鼻，头上有疮，疮不著痂，渐渐绕耳生疮，头大项细，此脑疳之候。若唇被蚀，齿作五色，或峭黑，口下疳白疮，上腭孔子，口中臭气，唇齿槁烂，此乃口疳之候。若下部开张，痢下脓血，有时赤烂，痛不可忍，痢下又无度，臭不可闻，此是患疳之候。

万寿方

治小儿疳气羸瘦，腹大颈小，头发稀疏，脏腑不调，或泻秘。

干蜗牛半两　干蚯蚓半两　蛇蜕皮一分　干蛤蟆三个　使君子炮，五个　没食子炮，五个　麝香一分

上上四味入罐子内，封闭口，炭火烧通红，同后三味研细，取为丸如绿豆大，每服五丸，米饮下，一日二服。

胡连丸

治小儿疳泻痢等极妙。

胡黄连　丁香　密陀僧各半两　肉豆蔻一个

上件同研细，入麝香一分，和匀，次入绿豆末少许，同水和为丸如麻子大，儿三岁以下一丸，三岁以上五丸。孩子脑疳，鼻痒及赤烂，黄连汤下。脾虚，羸瘦泄痢，四肢虚肿，青州枣汤下。肝疳，眼涩生疮，甘草汤下。骨疳，冷地卧，爱食土，紫苏茶汤调下。常服，米饮下。肺疳，上气急喘，橘皮汤下。筋疳泻血，盐汤下。虫疳，及泻无定，生姜汤下。

杂病

真珠散

治小儿吐奶，及霍乱吐泻不止。

石亭脂炒，一钱七　　白滑石炒，三钱七

上二味同研千余遍，看儿大小，生姜糯米泔调下一字，立瘥。

乳香丸

治小儿霍乱，吐泻不定。

半夏汤洗七遍，生姜汁炒黄，半两　　乳香　　砂仁研，各一钱

上三味为末，面糊为丸如绿豆大，每服五丸，米饮下，日三服。

方

治小儿未及周岁，吐泻不止，此乳母，气血动荣，或热奶伤胃，致有痰涎。

雄黄好者，少许　　大黄　　五灵脂各等份

上三味同研为细末，每服一字，磨刀水调下。

香朴散

治小儿脾痛，兼和气止泻，及腹肋刺痛，起止疼痛，不思饮食。

厚朴一两　　木香一分　　麦蘖炒，一分　　神曲炒，一分　　青皮去白，一分　　陈皮去白，一分

上六味，同为细末，每服半钱，温水调下。

煅金液丹

治小儿三五岁患无辜，泻痢，亦可服。

硫黄一名石荸脂，一名金液，取三五两至十两，并煅，得舶上黄为第一，余黄并使得，但无夹杂为上，碎碾入罐子内，可及八九分，无妨。

上件药，取煅药罐子一个，盛药在内，下盖子了，采狗蹄草一大握本名石龙芮、木鉴草一大握稻田中生，一茎四花，如田字，亦名水田草，独茎生，将二草入铁臼内，烂捣，更入掬黄土，同杵匀如泥若无上件二草，且只使益母草代之，亦可，便将裹药罐子底下，并周匝可厚五六分，只至口缝不裹，然后置于平地上，四面簇炭五六斤，上面安熟火一斤以来，烧之，直候火烧药罐子九分来通赤，专看口缝处，有碧焰子起，便急手拨炭火，急将柴灰三斗，都盖勿令气焰出，直候冷，拨灰取出，刮去泥土以上是煅一度该也，度度依此煅之。第二度，依前法，杵药草裹固，煅之如前法，煅五度，若火候得所，煅出如熟鸡子香，即是候也，若急要服，只煅两度，亦可之煅度数多者为妙。煅度数足，便于净地上埋炉子一宿出火毒，凡逐度煅了，刮去下面砂石，尤妙。又取出炉子，于铫子著水，煮一二十沸，然后敲破炉子，取药杵烂，更入乳钵内点，煎水研烂如泥，并无粗者，却研令干，每一两药，用蒸饼一两以来，浸握出水了，入药内和合，更于茶臼内杵令匀，如面，可丸如梧桐子大，日晒干。孩子留末子研细，以米饮调，以盂子灌之，夜啼心惊，奶伤有痰涎者，并速研药一分以来，令服之，日二服，自然便放逐，下积物，多多与服，并无忌，若三五岁，患无辜泻痢，并服得。

乌龙散

治小儿秋后泻痢，久患不瘥，大肠滑泄。

龙骨　黄丹　定粉　猪指甲子各等份

上四味，同入一瓷器罐子内，安药，以物塞口，用火煅令通赤，放冷，取出，研为末，每服半钱，米饮调下。

使君子丸

治小儿脏腑虚滑，及疳瘦下痢，腹胀，不思饮食。

使君子面裹煨，以面黄为度，一两　甘草炙，半两　厚朴去皮，姜汁炙令香，半两　陈皮去白，一分　青黛如是夹惊及带热泻，即入此一味，如只是脏腑不调，不用此一味，半两　诃子半生半煨，去核用，半两

上件同为细末，炼蜜为丸如小鸡豆大，三岁以上，每服一丸，米饮化下，儿年百日以上，三岁以下，每服半丸，乳汁或清米饮化下。

胡黄连丸

治小儿疳痢泻痢等，极妙。

胡黄连半两　肉豆蔻一个　槟榔一枚　诃子以一枚煨，一枚生用，二枚　丁香半两　红雪一两　密陀僧半两

上七味，同研细末，入麝香一分和匀，次入绿豆末少许，同水和为丸，如麻子大，儿三岁以下一丸，三岁以上五丸。孩子脑疳鼻痒及烂，黄连汤下。脾胃羸瘦，泄痢，四肢虚肿，青州枣汤下。肝疳眼涩生疮，甘草汤下。骨疳，冷地卧，爱食土，紫苏茶调下，常服，米饮下。肺疳，上气急喘，橘皮汤下。筋疳，泻血，盐汤下。虫疳及泻无定，生姜汤下。

如圣散

治小儿多时泻痢，眼生翳膜，并疳眼，退翳。

蛇蜕皮各长二尺，用纸烛烧炭，研，二条　谷精草去根土，一两　黑附子末，去脐子，二钱　蝉壳去足，一分　石决明一分　定粉四钱

上件，前三味先捣罗为末，次入诸药，研为散，每服一字半，羊子肝一具，切破，掺末，用麻皮线缠，米泔煮熟，先熏眼，后与吃，如未能吃食，研汁灌之。

木香丸

治小儿，调中顺气补虚。

草豆蔻和皮，五个　人参　茯苓　防风　藿香　陈橘皮去白，各一两

上六味，同为细末，每服一字减①半钱，姜盐十米饮调下。

葶苈丸

治小儿奶食冲脾，伤风，咳嗽，坠涎。

甜葶苈纸上炒过，一两　牵牛子烂熟，一两　汉防己烂熟，一两　大杏仁去皮尖，炒熟，研，一两

上三味，先捣罗为末，入杏仁同研用，煮枣肉，再杵为剂，丸如绿豆大，每服三丸至五丸，淡生姜汤吞下，一日二服。

烧青丸

治小儿奶癖、食癖，每至午后时作寒热，微有咳嗽，胁肋癖硬。

轻粉二钱　元精石一分　粉霜一钱　硇砂一钱　白面三两

上五味同细研，滴水和为饼子，以文武火烧熟为度，再研，滴水和丸如黄米大，每服七丸，浆水下，三岁以下服五丸。

肉汤丸

治小儿瘕，呷咳不止。

铜青　大黄　猪牙皂角各为末，各炒一钱

上三味同研令细，用油饼面和为丸如小豆大，每服五七丸，煎猪肉汤，忌酸咸。

龙脑膏

治小儿风热，咽喉肿疼，塞闷生疮，搔头躁闷，及虫咬

---

① 减：墨海金壶本同，四库本作"或"。

心痛。

龙脑半钱　白矾铫子内炼过，煎却矾汁，泣干为度，一分　蝉壳去足，研末，炒，三十个　牛黄研，半字　蛇蜕皮长二尺，铁器上煿焦为度，除下黑者，生者再煿，须紧按实著铁器，焦后，研为末，一条　元明粉一钱

上六味，一处炼研，入砂糖少许，和为剂，丸桐子大，冷水化一丸。

方

治小儿牙宣，常有鲜血不止，牙龈臭烂者。

雌黄炒，一大钱　麝炒，半钱

上件同研至细，先用纸条子，以生油涂之，然后掺末在上，少用末，剪作小片子尖，看大小用，插在烂动处，一服瘥。

丹砂丸

消除积滞，化胃久伏积聚。

巴豆去皮，以米醋煮一二十沸，却入新水内，洗七遍，净，去膜并心，及乳钵内，一向研如粉，出油，一分　豆蔻为末，四个　木香　朱砂研细，各一分

上同研，令细，以面糊和为丸如菘菜子大，每服三五丸，小儿一丸，酒食所伤，盐汤下，温水亦可。小儿疝气，肚胀，腹聚，米饮下。

抵圣丸

治下虚中积久，曾取转不得者。

犀角末，二钱　蝎梢三七个　银末　朱砂各一两　巴豆去皮膜，二十八枚　芫花同巴豆用好醋一盏，煮令醋尽，拣出巴豆，以冷水浸洗，控干，再炒令干，捣末，取二分用，二钱

上件同为细末，再研如面，将巴豆另研如糊和匀，以水煮面糊为丸，如小绿豆大。如小儿因惊积聚粘滑，毒物在于脾胃，

中医非物质文化遗产临床经典读本

累曾取下，变成虚积，枣汤下。体热困闷眼合不开，黄连甘草薄荷桃仁汤，化腻粉一字许，下。一岁以上、三岁以下二丸，小可只一丸，米饮下。大人吃食吐逆，心腹胀满，夜有盗汗，日渐羸瘦，用姜枣汤下。妇人血气，米醋汤下五七丸，更在临时约其虚实，加减用之。《张氏家传方》名紫金丹。

香葛根

治小儿上焦虚热，吃水不止。

枇杷子炒　干姜　胡黄连　甘草　黑参　麦门冬各等份

上六味同为细末，每服一钱，水一盏，生姜一片，煎至七分后，更入蜜少许，再煎至五分，放温，食后服。

犀角散

治小儿骨热，晚[①]后多发热，面赤，五心烦闷，四肢无力，饮食减少，夜多盗汗，面色痿黄。

犀角末　柴胡去芦　枳壳面炒　麦门冬去心　茯苓去皮　芍药　大黄　桑白皮　人参以上各一分　黄芪　鳖甲醋炙令黄，一个

上十一味同为细末，每服半钱，用桃仁九个，浆水煮麦门冬一十九个，去心，其桃仁同研令细，入水一盏，与药同煎，至六分，去滓温服，早晚[②]各一服，亦治大人盗汗。

灵砂丹

治众疾，及小儿瘹风。

朱砂半两　大附子炮　青皮　杏仁去皮尖，各一两　巴豆以水五升，慢火煮三十沸，春冬用一百个，秋夏用五十枚

上先将巴豆，以水五升煮令油出，水尽为度，细研。与众药末和，以粳米饭和为丸如豌豆大。小儿瘹风，桃柳枝一握，

---

①　晚：原脱，据四库本补入。

②　早晚：墨海金壶本同，四库本作"早食后卧"。

煎下。小儿肚胀，石榴汤下。小儿及患人，相度虚实加减服。一方用面姜一两，炮。

金镞散

治大人小儿众疾。

白附子炮　木香　肉豆蔻去皮　猪牙皂角去皮，生　桔梗　吴茱萸麸炒　肉桂取心　大黄生　川芎净　知母　白茯苓　当归　槟榔一个生，一个熟，二个　巴豆去皮，日日换汤，浸二七日，又用麦麸水，煮一日，细研　白芜荑取仁　芍药　白僵蚕直者，二分　黄连取净，二两

上十八味，同杵罗为细末，入巴豆，于乳钵内同研令匀，然后入瓷器中密封，候至一七日后，每用一字，汤使。如后，卒中风，羊髓酒下；头旋，菊花酒下；血淋，大黄汤下；腰膝痛，醋汤下；吐血，竹茹汤下。肠风，背阴繁柳草自然汁，入热酒，又槲叶烧灰，调酒，下寸白虫，先吃牛脯，后以芜荑汤下。霍乱吐泻，新汲水下；肺气喘，杏仁汤下；小儿一切疾，米饮下；小儿驹，蜜汤下；小儿误吞钱，腻粉汤下；小儿天瘹风，以蝉壳烧灰，入小便，调下。

灵宝丸

治小儿疮疥，及三十六种风疾，服之必愈。

天麻洗　天南星　白附子　独活　白僵蚕　川乌头炮　羌活洗　干蝎合者，各一两　牛黄　龙脑细研，各一分　麝香细研，旋入众药，半两

上十一味，各要上好药，净洗，日内晒干，不用近火，杵为细末，炼蜜为丸如豌豆大。诸色风疾，薄荷温酒下五丸；女人血风，更入少当归末，温酒下；如瘫痪风，下床不得，先用白矾半两为末，葱十茎，煎汤温浴，后用薄荷汁温酒下三十丸，衣被盖出汗，别服补药。如是男子妇人疥癣瘰疬，并须依前法

洗浴，服三十丸，出汗，当日必瘥。小儿疮疥，亦须如常浴，每一岁一丸，并须出汗，并瘥，忌食面、猪肉、鱼、毒等物。

治斑疮方

用腊月兔儿活血，以蒸饼相和，丸如粟米大，每服五丸，无根水送下，食乳者，乳汁送下。

解毒必胜散

治疮疱将出，未能匀遍透肌。

用牛蒡子不限多少，炒令熟，杵为细末，每服一钱，入荆芥二穗，水一盏同煎至七分，放温与服，如疮疹已出，更与服，亦妙。

卷 五

疮科

痈疽者，五脏六腑不和所生也，五脏主里，气行经络而沉，六腑主外，气行经络而浮，若喜怒不常，饮食不节，阴阳不调，冷热相干，则脏腑气虚，气虚则腠理开疏，寒邪客于经脉之间，为寒所折，则荣卫稽留于脉，荣者血也，卫者气也，血荣得寒则涩而不行，卫气从之，与寒邪相搏，故壅遏不通，气者阳也，阳气蕴积则生热，寒热不散，故积聚成痈疽也。痈之状，毒气浮浅，皮薄以泽，疽之证，皮厚似牛领之皮，毒气深也，久则热胜于寒，热气淳盛蓄积，故伤肉而败肌，肉坏则化为脓血，痈患属表，骨髓不枯，易为治疗，疽患属脏，伤骨烂筋，则难理。经曰：一寸二寸为疖，三寸四寸为痈，五寸至一尺为疽，一尺至二尺三尺曰竟体疽，疽成圆窍，皆出诸气，人有愤郁不遂志欲者，血气蓄积，亦多发此疾。凡痤疖者，是六腑受邪，经络壅滞而发，热毒浮浅，不能为害，但出脓血时，令尽不尔则再攻为疮，愈盛矣。

治一切痈肿未破疼痛令内消

用生地黄杵如泥，随肿大小，摊于布上，糁木香末于中，又再摊地黄一重，贴于肿上，不过三五度。

抵圣丸

治骨疽疮，及冷漏久不合者。

滴乳香　腻粉　白矾烧存性,各等份

上三味，同为细末，每遇患者，先用盐酱水洗之，以津唾调之，贴疮上，必效。

残霞膏

治风毒流注，恶疮热疼，生肌化毒。

乌蛇四两　五倍子一两半　蛇皮以上生使,锉碎,半两　巴豆去壳,二十个　雄黄　牙硝研碎,各一两　麝香续添一钱

上件，依法修事，于铫子内，入油二斤半煎，闻油香，入前药熬，候药并巴豆焦黑色，漉出诸药不用，却入黄蜡一两半，慢火养成膏，以瓷器内盛，但有风毒疮，以小纸摊贴，妙。

羚羊角汤①

治丈夫妇人风毒攻冲，头面生疮，虚肿等。

羚羊角　犀角　羌活　槟榔　人参以上各一两　当归少许

上件，锉碎，略焙，杵过，分作四贴，每贴用水一升，煎至四合，分作两服，空心临卧分服，其每贴两服，滓更用水半升，煎至七分，又作一服，吃之，温服立瘥。

败风膏

治本脏风毒攻疰生疮，及热毒气流注赤痒。

白及半两　白蔹半两　白矾一两　蒴草净洗细锉,一两半　吴茱萸一分　水银豌豆大　麝香少许

上七味为末，相和，先用油半盏以下磁碗内盛，以慢火熬

---

① 羚羊角汤：墨海金壶本同，四库本作"羚羊角饮子"。

令沸，更入蜡一分，同煎三五沸，却安冷处，入前药末调和，自然成膏，或是疮，以盐汤洗，后以贴在疮上。

四白散

治肾脏风毒攻疰，四肢头面生疮，遍身瘙痒。

白花蛇酒浸一宿，炙令香，去皮骨秤，一两半　新罗白附子　白僵蚕微炒　白蒺藜微炒，去刺，各一两

上四味同杵为末，早晚空心，温酒下二钱。

槟榔散

治肾脏风，攻疰生疮，兼疗恶疮。

甘草　黄连　密陀僧各一分　槟榔泡，一斤　木香

上五味同杵为末，先以温盐浆水洗过疮，挹干，以唾调贴之，止痛生肌。

乌犀膏

治皂角及恶水入疮口内，热痛不止。

皂角子不计多少，烧灰存性，用一二分

上先研皂角子绝细，续入砂糖，和匀如膏，贴于疮，立效。

黑神散

治肠风痔疾。

羌活去芦　黄芪　蔓荆子　狗脊火燎去毛　枳壳麸炒，去瓤　槟榔　栝楼以盛尽药为度，不以个数，栝楼去子，留瓤用

上等份杵罗为末，入栝楼中，盛以砂盒，或瓦罐子内，盐泥都封涂之，火煅通赤，候冷取出药末，更别用药，如后。

荆芥子　白芜荑二味，与前等份　木香减半

上同前药，杵罗为末，空心茶酒调下一钱，日三服，别无忌。

治痔方

黄柏　黄连　黄丹　腻粉　白矾

上为末，各用三钱，都一处和令匀，患者先煎葱汤洗，后用药末一钱涂之，久患不过三度，理之大有效。杨倓《家藏方》无腻粉，名三黄散。

乳香散

治风毒痔疮。

乳香　猪牙皂角　穿山甲各二两　蛇蜕头尾全者，一条　箬叶去两头粗硬尖者，四两　黄牛角尖可长二寸以来，一对

上都入在砂罐子内，盖口，用盐泥固济，晒干，用十斤炭火煅，候碧焰子出，去火，放冷，取出细研，每服二钱，用胡桃肉一个，细研，以酒半盏入药，同调，空心服，五服后见效。

追毒膏

治瘰疬，神效。

丁香七个　麝香一钱　莨菪五十粒　雄鼠粪两头尖者，以麦麸两匙同炒，候麸黑黄时，去麸用，七粒　斑猫去翅足，以糯米炒令黄，去米用，三个　槲皮去粗皮了，槌碎细锉，以水二斗，煎取四升，滤过重熬，候成膏，然后入诸项药，三斤

上六味同杵为末，候槲皮煎温和乃入诸药，搅令匀，贮于瓷器内，每服空心，以温酒一盏调下三匙以来，临时更看人大小及肥瘦，加减斟酌用之，吃了，更以清温酒下之，便仰卧，须臾即吐出，若病根年深者，如蛤蟆衣鱼肠相似，近者若蚬肉，吐了，以温水漱口，粟米淡粥补，如无粟米亦可，忌一切十毒物，月余。

血竭散

治瘰疬已破，脓水不止者。

青州枣烧为灰，二十个　　干地黄别杵为末，半两　　血竭炒，二钱半

上三味，都细研如粉，以津唾调，贴疮上。

治瘰疬满项不破及肿疼痛方

用不蛀皂子三百个，酒一升半，化硇砂一两，同浸皂儿七日，以文武火熬成，候酒尽为度，每至临卧，含化三粒，限半月必瘥。

逐邪散

瘰疬者，由风邪毒气客于肌肉，随虚而停，结为疮，如李梅枣核大小，两三相连皮肉间，时发寒热，是也，久则溃脓，连属而生，久不愈，则为瘰疬，不以年远，服之必效。

皂子不计多少，以绢袋盛，入厕中浸三七日，取净，安地坎中，剜盖出毒，一宿，焙干，捣为末　　斑猫去头翅，麸慢火炒令黄色，去却麸后捣为末，五十个

上用皂子末二钱匕，斑猫末一钱匕，水银粉二钱，生鸡卵一个，取白，倾盏内，更入饭饮半盏，并药一处打匀，四更初服，至五更取下毒物，或从小便中下出，如有些小涩痛，不妨，或患及五年，只三服，三年只二服，二年只一服，忌口，只用烧盐，吃五七日，其方曾经亲验，甚有神效。

生犀丸

次日服，消毒，化结聚。

生犀镑，半分　　生龙脑半分　　真麝香半分　　红娘子二十个　　斑猫去头翅，同红娘子，著豆面，炒焦黄为度，二十一个

上五味，并为末，用豆面糊丸，如绿豆大，每日空心、日午、夜卧，用腊茶放温酒下一丸，服至十日，加至二丸，除淡饭烧盐外，余并忌一月，日食切忌晕腥。

木香散

敛疮口。

木香一分　槟榔七个　白及锉，半两　白蔹锉，半两　鸡内金焙干，一两　根子黄皮一分　肉桂一分　麝香少许　黄蜀葵花焙干，一两

上九味，一时焙干为末，研细，看疮口大小，逐渐滴水，调成膏，于熟绢上贴，每日一度换，总治一切疮，止痛生肉，并皆用之妙。

醉仙散

治大风痰[①]，遍身瘾疹瘙痒。

胡麻子　牛蒡子　枸杞子　蔓荆子四味药，拣净洗，各半两，一处同炒，令烟出为度　苦参半两　栝楼根　防风去芦，各半两　白蒺藜半两

上八味，同杵为末，每十五钱药末，入轻粉二钱，一处拌匀，每服一钱，生末调茶下，空心、日午、临卧各一服，服药后五七日间，先于齿牙缝内，出臭黄涎，浑身疼痛，次后，便利下脓血，此是病根，其疾永瘥。

治疥癣满身疮不可疗者

何首乌　艾锉为末，各等份

上相度疮多少，用药，并水煎令浓，盆内盛洗，甚解痛生肌。

巴戟散

治元脏虚冷，上攻，口疮。

紫巴戟穿心者一两，以陈粟米同炒令黄色，佳　香白芷锉碎，微炒，半两　蛮姜末炒，一钱，《总录》作高良姜

上三味，同为细末，每服二钱，用猪石子一对，去筋膜，每石子一个，入末一钱，用湿纸裹，煨熟，趁热去纸，先以口

---

① 痰：墨海金壶本同，四库本作"疾"。

承石子热气，口中有涎即吐出，候冷，即可细细嚼服之。

紫金霜

治大人小儿口疮。

黄柏如两指大二片，以蜜慢火炙紫色　诃子烧过，盏子盖少时，一枚
麝香少许　腻粉少许

上件捣罗为末，每服二字许，糁于舌上，立瘥。

伤折①

如圣散

治一切刀斧所伤，并久患恶疮。

龙骨半两　虎骨半两　黄丹五文，放熨斗内，以火烧令通赤　朱
砂一钱　腻粉一钱　麝香二十文　乳香一块，好者皂子大

上件同研为细末，应是一切疮，以黄连汤或盐汤拭干，糁
在疮上，不得以衣物粘着疮口。

八效虎骨散②

治血风遍痓疼痛，丈夫筋骨疼，及打扑损疼痛甚者。

虎骨酥炙　败龟炙　当归　官桂去皮　地龙去皮　牛膝去苗
漏芦　威灵仙　自然铜烧，醋炙，淬　元胡索

上一十味，各等份，同杵罗为细末，每服一钱，用热酒调
下，每日一服。

疗伤折③

穿山甲　虎胫骨烧为灰，各一两　鸡舌香生用，一枚　麝香少许

---

① 伤折：此篇名原脱，据四库本补入。
② 八效虎骨散：墨海金壶本同，四库本作"大效虎骨散"。
③ 疗伤折：此方原名"疗疮"，据四库本改。

上件，同研令至细，每半钱，看所患大小，以黄米粥摊在纸上，候温和得所，然后糁末在药上，封裹所伤处，疼痛立止，隔日换贴之。

五伤接骨膏

治一切伤折，及驴马伤堕，并打扑闪肭著，疼痛不可忍者。

没药好者，生用，一两 乳香好者，生用，一分 川椒拣择去子，生用，一两 芍药拣择生用，一两 川芎好者，生用，一两 川当归拣择净，洗过，细切，炒令干，一两 自然铜用火烧令赤，候冷，杵研，令细，用水飞过，纸上衬，于灰上吸干，取一两，一两半

上件都捣罗为末，入自然铜末，拌和令匀，用黄蜡三两半，于铫子内熔为汁，次入药末，不住手搅，令匀，丸如弹子大，每服一丸，用好酒一盏同煎，煎散药丸为度，候通口呷讫，就痛处，卧些小，只可一服止，大段疼痛者，两丸至三丸，永瘥。

定痛膏

治大段伤折疼痛。

白槟榔二枚 肉豆蔻一枚 官桂半两 柳桂一分 当归一两 木鳖子二十个 香白芷二钱 天南星一个 白附子一两 丁香三两 黑附子大者一个 黄蜡临时不定

上一十二味，都为末，一两蜡，用药末一两，同于铛内煎，直候紫色花上来，药方熟，后用井泉水一盏，将铛内药，倾入水盆内，然后以手控干其药，直须热炙，更不得分毫结梗，捻为饼子，裹在伤处，其药三日后，却将药重于火上炙团一处，依旧捻饼子，裹旧伤损处。

返魂神白散

治打扑损及伤中，大效。

花乳石捶碎，如皂子大，五斤 硫黄捶碎，如皂子大

上用磁盒子一个，先入乳石一重，次入硫黄一重，重重铺尽，浮上，用鸭舌草独扫，是也，赤石脂和涂盒子口缝，又用盐泥固济，勿令有小缝纹，用新砖一口，四面书金木水火字，中央书土字，上安盒子，用炭火二斤煅之，耗及三分，渐渐去之，取去盒子，地坑内埋一宿，细研为末，但是刀伤损至死者，于伤处糁药，其血化为黄水，更糁药，其人便活，更不疼痛。如妇人产后血晕至死，但心头暖，即以童小便调下一钱，取下恶血如猪肝片，终身不患血风等症，若膈上有血，化为黄水吐出，及随小便出，便瘥。若牛抵人，肠出不损者，急纳入，以桑白皮缝合，于缝上糁药立活，封裹不可有缝。如内痛，血入脏腑，热煎童子小便，及入酒少许，调一钱服之。此药真神仙所传，如逢德行者，可以令博救，共获阴功。

黑龙散

治伤折手脚，骨髓突出，补碎续筋。

穿山甲四两　虎头骨四两　洛粉炒带黄色为度，三两　麝香一钱
龙脑一钱　丁香好者，新瓦焙，微见火气，一两

上先用瓦罐子一个，投虎骨在罐子内，烧令烟起，次入穿山甲同烧，烟焰起为度，取出，放冷，同前药杵罗令细，用小黄米一大合，水二盏，煎成稠粥，续入药末一字，醋一小勺子，再煎，搅匀后，于损处，先著手帕子一条，摊上面覆裹，勿令透气，再著纸裹三五重，并油单，都裹角，即一伏时一度换，依前法，忌冷水温面，不得针灸，服自然铜、没药治之，如无黄米，即以糯米代之。

蓬莪散①

治伤扑疼痛。

---
① 蓬莪散：墨海金壶本同，四库本作"蓬莪茂散"。

蓬莪术　白僵蚕各一两　苏木一两　没药半两

上四味，同杵罗为细末，每服二钱，以水一盏，煎至七分，温服，日三五服。

当归散

治驴马伤坠，他物伤折，痛楚不可忍者。

川当归熬令香，三分　芎熬令黄，一两半　桂心去皮，二分　甘草炒令黄，三分　附子泡，一分　泽兰炒令香，一分　蜀椒一分

上七味捣为散，每服酒调方寸匕，日三服，如伤折叫唤，痛声不绝，服食，良久之间，不复痛，十日可筋骨相连，或小儿奔车所损，臂膝皮肉决见骨木，叫唤声不绝，服数日，便能行动，其效如神。

丹药

张果老先生服杏仁法

夫人受命于天，放形于地，以日为魂，以月为魄，一生以后，更不合死，皆是饮食养育不致殒绝矣。药在篱根之下，凡人未必尽知，冠冕之流，贵耳贱目，只重吴蜀之空名，不知咫尺之可取，以为用，可期必致。殊不知长生之秘，服之则可延年，世上单服一味药，而得延年者。黄精、枸杞，药中为妙品，犹有生头痛病而难服；彭祖、夏姬、商山四皓，炼杏仁为丹，以致仙宫，而王子晋、丁令威等并不去世事，畜妻子，服生杏仁，服之久远，仙来迎候，乘龙驾鹤，以致升腾者，只服杏仁矣。服之生五脏，补筋骨，添血髓，益精神，强记，目明视彻千里，消痰癖，变凡为仙。若王子晋服经四十年，不觉身飞腾空，丁令威服经二十年，不觉身飞，此二子者不服诸药，惟服

生杏仁。凡有此神验，不须炼熟，气生力全，若炼熟，则减其半。杏仁共有十名，一曰长生元，二名千岁元，三名化白令少元，四名却老元，五名通神万岁元，六名定精元，七名盖精元，八名超升元，九名换骨轻身元，十名炼杏仁金丹元，其人服之，一一经历矣。

杏仁，性不冷亦不热，无一切忌触，亦不与诸药相妨，惟忌不淘白粳米甜水粥，邂逅吃者，有少不安，须臾即可，或客行在路，只恐不及，如法，若逢不淘白粳米甜水粥，但放令冷，任食多少无妨害，惟忌此粥，外并不妨。

杏仁性温平，有少苦味，久即甘美，服之三年，更不觉有苦气，惟觉甘美，性不下气，能去膈上热，壮腰脚①，服者当自知之。

取生杏仁，去皮尖双仁，服黄色者尤妙，于平旦时，空腹，未漱口时二七枚，口中退皮尖，熟嚼，令津液半口，可咽之，讫，如行一里。任吃诸食，如单觅延年者，任食肉及荤辛；如欲升腾者，即不得食一切肉及荤辛，任畜妻子，营养佣作也。肉者，易败坏之物。所以不益于身，荤辛品味，仙家忌之，能断诸肉，即仙道易成，或服生杏仁一年，百病自除。二年，身轻，目明彻视千里，但得延命五十年。服经六年，骨内换尽，面若桃红，延年七纪。服经七年，行及奔马，换旧齿重生。服八年，玉女侍卫延得一百五十年。服经九年，时闻仙宫钟磬，延命五百年。服经十年，命与日月齐。如食五辛及血食，则不得闻也。经服二十年，身腾空虚而无所归。服经三十年，仙道毕矣②，仙宫来迎，若断妻子、血味、五辛、营养者，服之

① 壮腰脚：原作"肚腰口"，据四库本改。

② 仙道毕矣：此四字原脱，据四库本补入。

二十年，众仙来迎，白日升天。如断血味营养，只畜妻子者，四十年，一朝不觉自受众仙来迎。余性好射猎，血肉为本，今登六十游恒山顶上，得此方，便于山拾杏仁服之，经十年，自觉身轻目明，便踊跃无睡，服二十年，余已八十矣，本亦只营一百年，即拟自理，实不敢希望延年。忽有三十余人，从恒山顶上来，余欲避之不得，便卓然立，只迎去半里，便即礼拜，不敢正视。有童子先来相引，忽然莫识何处，须臾间知是仙宫，非人凡世，余故留此方，遗后明者勿轻之，勿与凡流之辈，徒传必轻之，以为口实也。

张先生服生杏仁，慎忌损益法，契圣寺原师处得此法，原师于王屋山扬行真处得此本，每日旦朝空腹，取杏仁二七枚，去皮尖双仁者，面向东南，未漱口前，熟嚼，令口中津液有半口，便即咽。却如人行一里，当任意食之，恐减药力，杏仁取效，服三七日，四七日，即觉泄气过常时三倍，服三个月，脚热如火，腹中搜病不觉自愈。服经八个月，肺脏调和，搜病永断，有如婴儿之视。至十六个月，脏腑更新，胸膈通泰，上气永断，癖病消散。服经二十四个月，肝脏鲜明，肝上有瘢皮，不觉自脱落，眼目精明，眼病永除，目能远视。服经三十二个月，脾脏疏畅，胃脘开通，常自摇动，脾气永消，腹胃通快。服经四十个月，肾脏端正，去黑皮，气无壅滞，腰脐之间，结冷永尽，房屋少壮，服初满二年，百害不伤。服经三年，百神覆护，三年谷气破散，脐中疼痛，忽然出生血一千片，忽惊怪，此是药来即就，止此是上上应延年之效。如三年内大肠中血不下者，亦是次上上之喜[1]，应延年之象，如满四年无不下者，到

---

[1] 喜：墨海金壶本同，四库本作"善"。

五年内，其血更亦不来矣。如依前更来，是谷气厚重，药力未加，而药肠未来，当须加杏仁至四十七枚，乃可破得谷肠，必被药力冲破，亦同延年必仙之效耳。凡服杏仁，血下一日，不嫌饮食，二日平旦泻血，泻血之后，便闻饮食恶气，耳闻眼见，即生呕逆，如有能忍饥得七日者，是上仙。如不能忍饥者，任食煮白粳米粥汁饮之，以时为之，是次仙。三日、五日、七日，并下血一升，皆闻食臭，八日平旦下血后，闻饮食美，任意食之，若食即须少，食之多，即令人满闷，七日别一度下血一升，到八日以上，平旦血三升二升半，八日、九日、十日、十一日并同，至十二日以上，即两日三度下血，至十三日、十四日、十五日并同，至十六日别一度下血六升，或五升，十六、十七、十八、十九日并同，至二十日以上，两日三度下血，三升四升，至二十一、二十二、二十三日并同，至二十六日、二十七日并同，至二十八日以上，两日一度，下血四升或五升，至二十九日、三十日并同，从此之后，从四日减一日，其血少于寻常三升二升，有似身轻。喻若上重檐，脱靴而行，服之者当自知之矣。恰一百日，不觉血定，谷肠并被换遍，如世人只图瘥病，不要长生者，血下之后，三日，即须取桑椹或桑上青椹，杵作散，一如煎茶，服一两碗，其血即止。如无椹子末者，取蓝汁及刺蓟汁一碗，服即止其血，至时无度，微肚疼少时许，即是，可明也。

吴真君服椒法

夫椒，性禀五行，情通六义，叶青应于甲乙，皮赤在于丙丁，花黄与戊己为容，膜白兆庚辛之色，子之呈质应乎坎方，热不止蒸，暖及丹府，傍通血脉，中助真元，又能消酒食之毒，又能辟温邪之气，安和五脏，调畅三焦，阳草之中，功不可比。

每金州川椒一斤，拣令净者，去目及合口者，仍于铛铫内炒令透，于地上铺纸两重，以椒在上，用新盆内合定，周回以黄土焙之，半日许，其毒成汗，取出晒干，木臼轻杵，取红皮四五两，再入铁臼，杵为末，以木蜜为丸如桐子大。候干，以纱绢袋子盛，挂通风处，每日空心，茶酒任下，十丸至十五丸，半年加之二十丸，一年后加之二十五丸，并无所忌。又歌曰：其椒应五行，其仁通六义。欲知先有功，夜间且不起。服之半年内，脚心汗如水。四时去烦劳，五脏无风气。明目腰不疼，身轻心健记。别更有异能，三年精自秘。颜色如童子，精爽又少睡。但服此神效，一生疟疾已。若能志心服，三尸自然弃。更有九般虫，各各自回避。倘逢此色人，第一书传意。虽未遇神仙，初缘已得地。

至人传授神仙服饵雄黄丸

夫雄黄千载变为黄金，服饵莫若真人，此法微妙，不传凡世，今但录此方，久服即身轻益气，悦泽颜色，去三尸，辟百毒，远疫疠，镇心神，奇功最妙，卒莫纪陈，每择雄黄如鸡冠血色，不杂砂石者，不限多少，捣罗令细，以松脂和，杵为丸，如弹子大，每旦以酒研下一丸，服至十日，腹中三尸百虫自下，面上紫黑皆除，除及一月，百病自瘥，耳目聪明，久服即可至神仙，常须洁净，不损药力，尤佳。

炼松脂法：用桑柴灰淋汁，将松脂同于锅内，或土石器中，炼成汁后，用稷皮滤过灰汁，内劲者，以水泽如雪白者用，如未精，依前法再炼之，每合前药，以和匀为服。

枸杞煎

明目驻颜，行步康健，壮元气，润悦肌肤。

采枸杞子不计多少，先去蒂子，然后用清水洗净，淘出，控干后，夹布袋子一个，入枸杞子在内，于净砧上取自然汁，澄一宿，去其清水，入石器内，慢火煎成膏子，取出，入瓷器内收，每限半匙头，以温酒调下，久服神妙，大有所益，如合时天色稍暖，其拃下汁更不用经宿，其膏煎下，三两载，并不损坏，如永远服，多煎下亦无妨。

服九节菖蒲法

驻颜延年，明耳目，去风气，通关窍，安神益智[①]。

九节菖蒲，不计多少，惟生于山涧石上东流水中者，采取为妙，若是少得时，只石上水中生者亦得，不可用陂泽中生者，于八月内，采取得，去根须，净择了，以淘米汁浸三日三夜，每日换米泔，取出，控干，以硬竹削为片子，如钱厚，以布袋盛贮，于长流水中，浸三伏时，更用井花水净洗，择。如蒸饭九度，每蒸后，晒一日，候数足，不得犯铁器，于木石臼子内，细捣，罗为末，炼蜜为丸如梧桐子大，初服二十丸，渐加至三十丸四十丸五十丸，用盐汤下，茶酒亦可，忌羊血，若有余者，以纸袋盛贮，挂在风口[②]，如服尽，更取末合，或酒煮，糊和丸亦得。

煅金液丹诀

硫黄一名石亭脂，一名金液，取三五两至十两，并煅，得舶上硫黄为第一，余黄并使得，但无夹杂为上，碎研入罐子内，可及八九分，无妨

上件，取煅药罐子一个，盛药在内，下盖子了，采狗蹄草一大握木名五龙芮、大鉴草一大握稻田中生，一茎四花，如田字，亦名水田草，独茎生，将二草入铁臼内，捣烂，更入一掬黄土，同杵匀如泥若无二件草，且只将益母草代之，亦可，更将裹药罐子，

---

① 智：墨海金壶本同，四库本作"肾"。
② 风口：墨海金壶本同，四库本作"风里"。

底下并周匝，可厚五六分，只至口缝不裹，然后置于平土上，四面簇炭五六斤，上面安热火一斤来，烧之，直候火烧罐子九分来通赤，寻开口缝处有碧焰子起，便急手拨炭火，急将柴灰三斗都盖，勿令气焰出，直候冷，拨灰取出，刮去泥土以上是煅一度诀也，度度依此煅之。第二度法，依前法，取药草裹，因煅之如前法，煅五度，若火候得所，煅出如熟鸡子香，即是候也，若要急服，只煅两度亦可服煅度数足者妙。煅炼数足，便于地上埋炉子，一宿，出火毒，凡逐度煅了，刮去下面砂石妙，又取出炉子，于铫子内着水，煮一二十沸，然后敲破炉子，取药杵烂，更入乳钵内，点煎水，研烂如泥，并无粗者，却研令干，每二钱用蒸饼一两以来，汤浸，握出水了，入药内和合，更入茶臼内，杵匀如面，可丸梧桐子大，日晒干，收服，法如后。

一每遇患者，才腹脏稍秘，及饮食减少，似有作寒作热状候，即服此便[①]即效也，瘥了，日只可一服。一无患，逐日早服二十丸至三十丸，诸疾永不生。一但遇有患，更不问疾之冷热，但取药服之，以效为度，自然见神功，别药更不宜，杂药亦不得。着别药吐泻，此药自然补泻，与常不同，不问丈夫妇人老小，有患，并服无忌。一孩子，留末子细研，以米饮调，以孟子灌之，夜啼，心惊，奶伤，有痰涎者，并速研药一分以来，令服之，日二服，自然便效，逐下积物，多多与服，并无忌，若三五岁，患亦无。一泻痢不止，以黄连、贝母二味，煎汤下药，恐嫌苦，杵药罗入等份，蒸饼，丸如梧桐子大，米饮下。一若患肠风痔疾，入白前末等份，依前法丸服，米饮下。一切枪顽疮，以末敷之。一应久患风气疾，肺疾，积冷病患，

---

① 此便：原作"便此"，据四库本乙正。

忽患伤寒疟疾，胸膈不利，头疼，肚热，并宜依前法多服。一只如伤寒，多被医人误下，转药，或发汗，不依前后，反却阴阳，遂致患疾难起，今后如有患才觉中着伤寒，便多取药服，令日吃一二百丸，逐下，若得泻，勿为怪，直候泻尽，病自然复平，屡曾如此医人，其验无比。一此药可疗众病，更临时看疾深浅，加减丸数服食，若皮肤之疾，可以针治，药恐难到。此药至灵无比，只为世人多妄传。云有毒，畏忌不服，到有疾难疗，枉有所伤，予亲传此法，以此方救疗的有依凭，倘已病痊，不须多服。

金镞散

疗众疾。

白附子泡，取心，半两　木香半两　地龙三分　肉豆蔻去皮，半两　干蝎三十个　肉桂取心，半两　黄连取净，二两　大黄生，半两　桔梗半两　吴茱萸麸炒，半两　芍药半两　川芎净，半两　知母半两　白僵蚕直者，三分　白芜荑取仁，半两　白茯苓半两　当归半两　槟榔一个生，一个熟，两个　猪牙皂角生，去皮，半两　人参半两　巴豆去皮，逐日换汤，浸二七日，又用麦麸水煮一日，细研末，二两

上二十味，同杵，罗为细末，次入巴豆，于乳钵内同研令匀，然后入瓷器中密封，于暖处，候至一七日后，每服一字，汤使如后。卒中风，羊髓酒，不头旋，菊花酒下；血淋，大黄汤下；腰膝疼，醋汤下；子死胎，桂心水银汤下，二服，取下；吐血，竹茹汤下；肠风背阴，繁柳草自然汁入熟酒，又槲叶烧灰调酒下；寸白虫，先吃牛脯，后以芜荑汤下；霍乱吐泻，新汲水下；肺气喘，杏仁汤下；小儿一切疾，米饮下；酒食，姜枣汤下；妇人血气，暖酒下；冷血，艾汤下；眼痛，菊花汤下；疝气，茴香汤下；五淋，木通汤下；疟疾，蒜酒汤下；久冷，

椒汤下；月脉不通，热酒下；赤带痢，豆汤下；白带，艾汤下；食癥，橘皮汤下；疰痛，桃仁汤下；产后，温酒下，难产同；惊风，蝎梢汤入小便少许下；痔等，米饮下；赤白痢，干姜甘草汤下；白痢，白术汤下；赤痢，地榆汤下；中热，麻黄汤下；鬼箭，桃符汤下；小儿痀，蜜汤下；漆疮，椒汤下；虎风足筋骨痛，画狮子烧灰，调汤下；精神恍惚，金银汤下；妇人淋，葵菜汤下；赤眼，甘草汤下；腰膝疼痹，牛膝汤下；吃噎，橘皮汤下；肺气，蛤蚧汤下；寒热，柳枝汤下；小儿误吞钱，腻粉汤下；水疾，苦葫芦汤下；膈上食，淡竹叶汤下；热毒风，山栀子汤下；腰宣，姜枣汤调半钱；误吃水银粉，泄不止，煎黑铅汤下；妇人血劳黄瘦病，桂心汤服后，下黑血瘥，鲜血不瘥。五劳，猪胆汤服七日后，鼻中出鲜血瘥，黑血不可治。小儿天瘹风，以蝉壳烧灰，入小便调下。

神仙太一丹[①]

治诸病，皆医药所不及者。

朱砂辰州者为上，不用夹砂石者，一两　紫石英一两　铁引粉一两　雄黄一两　砒霜用信州者，半两　银箔二十片　金箔二十片　太阴元精半两　麝香别研，一两　端午日南行猪粪烧灰后，秤一两

上一十味，先将难研者研细后，于端午日侵早，更各细研了，却一处同研，令极匀，候午时，用三五家粽子尖其粽子须用端午日求取，面向南，溲剂为丸如鸡豆大，凡遇大患时，每丸可疗两人，小可疾病，每丸可分为三服。

舶上硫黄研令碎，一两　水银

上先将未曾经使者，铫子一个，坐于文武火上，令暖，入

---

① 神仙太一丹：墨海金壶本同，四库本作"神仙太乙丹"。

水银在内，片时后，入硫黄，用柳木槌子研，令熔匀后，拈下铫子，放冷，取出，细研，却入前药同研令匀，和溲。此药本谓之龙虎太一丹，盖用此二味故也，时多隐之。此药经久不坏，其功益盛，收时以金银器，或埧器内盛贮，仍以朱砂同入，合收之，其汤使如后。凡草木、虫鱼、鸟兽、菌蕈等毒，并用温酒，和童子小便，磨下；一切药毒鬼毒，如前下；金石毒，炒鸡鸭粪，淋酒，磨下；瘟疫，用炒生姜汤下；狂走不识人者，生姜蜜水磨下；麻豆疮，生姜蜜汤磨下；阴阳二毒伤寒，三日后，煨葱酒磨下；五般瘴气，犀角末调酒磨下；五般蛊毒，炒乌鸡粪一合，并灶心土末三钱，同用酒煎十数沸，去滓，磨药，五更初服，脚不得着地，于床上垂脚坐服之；鬼交狐魅，丈夫心神迷惑，妇人则情意狂乱，或怀鬼孕，用桃仁七个，去皮尖，细研酒调下；丈夫妇人鬼疟，并用猪胆酒下；飞尸遁尸，煎桃柳枝酒下；尸疰鬼疰，麝香酒下；药箭毒，桑白皮酒下；中虎毒，沙虱毒，磨犀角黄连酒下；鳖癥龟背，磨犀角麝香酒下；蛇咬虎伤，炒乌鸡粪淋酒下；驴涎马汗马血入肉，闷绝欲死者，水蛭末调酒下；心躁气壅，金银煎酒下；心疼气绝，炒生姜盐酒下；大便不通，煨葱白酒下；小便不通，煎通草汤下；肿毒入肚，磨犀角酒下；脚气冲心，豆淋酒下；铜银冶炉烟入腹，煨葱白酒下；妇人血刺血晕，煎当归酒下；丈夫妇人中急风，炒乌鸡粪淋酒下如是牙关噤，开口不得，用生半夏末，揩牙龈，并涂两牙关，则口开便灌药；心风，用活地龙一条，纳于生葱管内，同研，令烂，少酒投之，取清者，一盏下；头风，煎枸杞酒磨下；喉闭壅塞，薄荷酒磨下，细细咽之；一百二十般风痛，以鼠粘子酒下，要除根本，一丸分两服，空心、临卧各一服；如有人卒暴死，牛马粪清磨下，如未醒，再用童便和酒下；

惊怖死者，麝香酒下；如魇魅欲死者，新汲水，调灶心土磨下，更以吹鼻散，纳鼻中，不得叫唤，有灯即不得吹灭，如无灯即不得点上；中热死，口鼻血流，用牛黄酒下，又以小便沃热灰，拥心上，冷则易之；溺死者，放水出后，以新汲水和半夏末二丸，安鼻内，后以艾灰酒下；自缢死者，缓缓解下，不得割断绳子，酒和鸡冠血，并童子小便磨下，男子雌鸡冠血，女子雄鸡冠血下，仍用鸡冠血，磨丹涂喉上，次以四人将小竹筒子，于两耳鼻内齐吹，如活后，更服药十日。凡一切恶疾至死者，但心头暖，虽久可救，下药扶起令药行，即相次活矣。一右须皆空心面东服之，疾甚者，不过再服，若急疾有病，且以温酒和童子小便磨下服之，然后依所患汤使服之，或病势深重，须吐泻者，则服一丸；如吐泻过多，则以绿豆末一钱，水调服之立止，忌热食白牛肉，一切臭秽物；如孕妇不可服之。

青金丹

治众疾。

巴豆先去心膜皮，用头醋煮之，干，更用硫黄煮一伏时，取出，不用硫黄，杵二三百杵，研如膏，二两　木香　青橘皮去瓤　吴茱萸　附子以上各半两，并一半生，一半熟

上件同为细末，入巴豆膏，炼蜜三两，入青黛半两，研细，和丸如绿豆大。每服三五丸至十丸，服饵如后。丈夫远年气疼，醋汤下；丈夫背气痛，橘皮汤下；五般疟疾，艾汤下；咳嗽，杏仁汤下；一切风冷，柳枝汤下；痢疾，乌梅汤下；大便不通，大麻子汤下；心痛，胡椒汤下；妇人血气不通，当归汤下；赤白痢，黄连汤下；赤眼，栀子汤下；血污，葱汤下；中毒，桔梗汤下；赤白带，芍药汤下；霍乱，木瓜汤下；水泻不止，米饮下；宣转，生姜汤下。

灵砂丹

治众疾。

朱砂半两　大附子炮，去皮脐，一两　青橘皮去白，一两　面姜炮，一两　杏仁去皮尖，一两　巴豆春冬用一百个，夏秋五十个，以水五升，慢火煮三十沸

上先将以巴豆，水五升，煮令油出水尽为度，细研，与众药末和匀，以粳米饮和为丸，如豌豆大。其治疗如下：常服，消酒食，以酒下，或温汤下；气痢，生姜汤下；痔漏、肠风，胡荽汤下；大风痰，栀子汤下；心痛，热酒下；疏利滞气，津液下；疟疾，醋汤下；肺病及一切劳疾，桃柳枝各一握，煎汤下；腰疼、膝痛，酒下；水泻，新汲水下；小儿瘹风，桃柳枝一握，煎汤下；小便秘，灯心汤下；腰脚风，葱汤下；霍乱，木瓜汤下；发汗，麻黄汤下；臂腰痛①，生姜汤下；怀胎气冲心，酒下；一切风，防风汤下；阴毒伤寒，热酒下；止泻，黄连汤下；蛇虫咬伤，冷水下；宿食不消，白汤下；头痛不止，白汤下；痞气膨胀，茶下；痃癖，丁香汤下；五劳七伤，楮实汤下；口疮，枣汤下；脚气上冲胸，热汤下；心痛、打损，酒下；伤食，各随原色汤下；败血不散，米饮下；难产，黄叶汤下；小便涩，大黄汤下；肺气咳嗽，杏仁汤下；眼昏黑花，黑豆汤下；牙疼，茱萸汤下；小儿肚胀，石榴汤下；乍寒乍热，桃心汤下；怀胎不安，芎䓖汤下；口吐酸水，诃子汤下；产前泻痢，艾汤下；小儿五疳，乳汁下；胁腹疼痛，芍药汤下。

大人服五丸，小儿及患人，相度虚实加减丸数服之。

----

① 痛：原脱，据四库本补入。

修制药法 ①

予今选集名方，以防疾苦，然博文之士，不在其陈，行路之间亦虑遗忘，今略书其修合节度，列之如下。

凡药有酸、咸、甘、辛、苦之五味，寒、热、温、凉四气，有毒、无毒，阴干、曝干，收采各顺岁时，新陈别其真假，凡将修合，并须精细。

凡药有分剂斤两，轻重多少，不可妄有增减，若用得其宜，与病相会，入口必愈。

凡药有宜丸者，宜服散者，宜水煮者，宜酒渍者，亦有不可入汤酒，不可犯火气，并如本法，不可改易。

凡捣罗药竟，恐有铁屑，以好磁石搅熁取之。

凡病在胸膈以上者，先食后服药；病在心腹以下者，先服药后食；在四肢血脉者，宜空心服；在骨髓者，宜饱满临卧，并依本法，次第服之。

凡药须要酒服者，以助其势，饮服者直攻其疾，有冷有暖，有疏有数，并有本方，不可妄服。

凡药，须去苗去核，有燥有湿，将欲杵合，再秤取合足，分两或差，应病必误。

凡筛散药竟，即须再罗，贵其匀细。

凡和合丸药成团，必须再杵千百下，视其色和同，亦须易为丸撚。

凡云蜜剂，取药末，分两箕②，乃蒸炼其蜜，合和滋润，全

---

① 修治药法：墨海金壶本同，四库本作"修治药法一"。

② 箕：原作"算"，据四库本改。

胜火熬，法用生蜜，自如本方。

凡蒸药，常用微火煎令小沸，用水多少，煎及分数，并依本方。

凡修合，本方自有修制，切在依禀，不可更变。

凡药有三品，禀性不同，攻病既除，不必尽剂。

凡服药有先有后，有早有晏，盖相须而相使，或相反而相制，但从本方，不宜更易。

索 引

（按笔画排序）